健康長寿の医者が教える

人の名前が出てこなくなったときに読む本

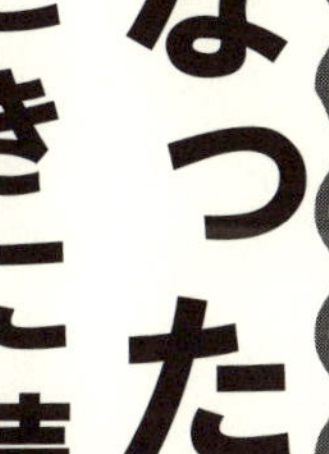

医学博士 松原英多

ロング新書

はじめに

肌の曲がり角は二五歳というが、脳の曲がり角は三五歳である。

例えば、相手の名前が出てこない。相対しての話し合いだったら、これほど困ることはないはずなのに、誰も大して気にしない。

「度忘れだから、仕方がない」「人間だもの、度忘れくらいするよ」

そして最後に「オレも年かな」と、言いつつも、軽視するのである。だが、度忘れほど恐いものはないと、銘記すべきである。

度忘れ軽視の人に一言いいたい。現在の医学をもってしては、ボケてしまってはほぼ治らない。その治らないボケの始まりこそ、度忘れなのである。

私は、度忘れ程度の軽いボケを、軽度認知症と呼ぶことにしている。

では、我々の周囲を見渡してみよう。数多くの軽度認知症が発見できるはずだ。名前の度忘れはもちろんのこと、日付の度忘れ、物の置き忘れ、パソコンのうち間違え、勘違いの連続、乗り越し、網棚の荷物の置き忘れなど、数えだしたら切りがない。すべては、軽度認知症なのである。

それればかりではない。足元があぶない、腰が痛む、目が見えにくくなった、固いものが食べにくくなった。これらも、軽度認知症のなせる業である。

それは実に巧妙だ。決して、はっきりとした姿を現さない。気がついた時には、立派な認知症となっている。しかし、そうなってしまえば、難治なのである。

幸い、我が国の認知症の多くは、血管系障害によるものだ。脳動脈硬化である。脳の動脈が硬化し、その結果梗塞が発生し、組織が脱落して認知症となる。組織の脱落とは、いいかえれば組織の喪失である。なくなってしまうのだから、難治も当然だろう。そうなってしまう前に、なんとか打つ手はないものだろうか。

認知症ほど、早期発見早期治療の実があがる病気はない。つまり、軽度認知症のうちならば、食事療法にせよ、腎脳法にせよ、打つ手はいくらでもあるのだ。だが、残念なことに、その発見が遅れてしまう。軽度認知症の多くが日常生活のごく平凡な行動であるため、どうしても軽視されるからである。度忘れなど、誰も気にしない。だが、その裏では軽度認知症が確実に進行しているのである。

しかし、度忘れという現象は、深刻に受けとめることは禁物である。深刻すぎれば、記憶の中に固定され、ぬぐい難い事実として残ってしまうためである。しかし、厳粛に受けとめることは、重要である。そして、治る見こみの少ない認知症の淵から、なんとしても逃れてもらいたい。

本書が読まれ、一人でも多くの人がいつまでもイキイキとした頭脳でいてくだされば、著者として、これにすぐる喜びはない。

また、私事で恐縮だが、亡き母の霊前に捧げることも、お許しいただきたい。

松原英多

目次

2　名前が出なくなった時の脳内状態は大変！

3　まず脳細胞を活性化しよう

5 血圧変動と糖尿病が脳血管性認知症につながる

6 危険因子の排除は若年から始めよう

7 大切なのは「強い意思と意欲」そして「実行と継続」

8　日常生活でできる脳活性化のための習慣

9　記憶力低下、名前忘れに有効なオキシトシン療法

1　顔は覚えているが名前が出てこない！

★NHKアンケートでは名前忘れ率八五％なのだが

気にしていないようで、気にしている現象の一つに、「顔は覚えているが名前が出てこない」があります。

この「顔は覚えているが名前が出てこない」では字数の関係もあって、長すぎます。以後は「名前忘れ」と略させていただきます。

ちょっと前の報告になりますが、二〇一四年一二月のＮＨＫのアンケート調査によれば、名前忘れ現象を経験した人は八五％に及ぶといいます。

八五％といえば、「ほとんどの人」と言うことになりますね。その結果「私もあなたも、僕も君も、オレもお前も、あいつもこいつもか。ならば安心」と安堵してしまう。「同病相憐れむ」の心理です。

だが待ってください。八五%という回答に安堵して、本当に良いものでしょうか。

いや、いけません。絶対にいけないのです。

名前忘れを追いかけてみると、大いなる危険の姿が見えてきます。

名前忘れの仲間には、「品物の名前が出てこない」があります。その延長線上には「置き忘れ・仕舞い忘れ」があり、「同じ話や質問を繰り返す」にまでに広がっていきます。

「品物の名前が出てこない」、「置き忘れ・仕舞い忘れ」、「同じ話や質問を繰り返す」は、認知症の三大もの忘れです。三大もの忘れがさらに進めば、記憶力全般が低下してしまいます。

ここまでくると、認知症の初期どころか、どっぷり浸かった状態を意味します。

★「名前が出なくなる」は大警告

名前忘れにはいろいろな説があります。「度忘れ説」もあれば「老化説」もあります。

また不幸な例では、先天性の顔を覚えられない疾患もあります。「先天性相貌失認症」といい、約二%の割合で存在すると推定されています。

いろいろな説がありますが、名前忘れの軽視はやはり許されません。認知症につながる恐れが充分すぎるほどにあるからです。

今や医学は秒単位で、大きく進歩しています。かつての「白」は今日の「黒」、にもなりかねない。そんな目で名前忘れを見ると、まったく別なものが見えています。

一例ですが、興味説を取り上げましょう。

「記憶は興味のあるところにのみ生ずる」。これは大脳生理学の基本的な定義です。でも「興味があれば記憶する」を裏返せば、「興味がなければ記憶しない」になりますね。

ここが問題です。とんだ間違いに到達する恐れがあるのです。

相手の名前がどうしても出てこない。だが、前出の大脳生理学の定義によれば、「記憶は興味のあるところに生ずるのだから、名前を忘れられたのも、相手に興味も魅力もなかったからだ。名前を忘れたのは私の落ち度でなく、名前を忘れられたほうに落ち度がある」の結論になってしまいます。

分かりやすく言えば、「相手の名前が出てこない」は、相手の興味や魅力の問題で、こちらの記憶力の問題でないことになります。

★「度忘れだ」との安易な妥協こそ大ケガの素

また、こんな解釈も存在します。「相手の名前が出てこない」は、記憶力低下でなく、「度忘れ」と解釈する説です。

確かに名前は出てこない。だが、名前以外の部分はほとんど覚えている。九九％は記憶しているが、名前というわずかな部分を忘れただけ。

これで、「記憶力低下」と決めつけて良いでしょうか。

名前を忘れたことは事実です。でも、忘れたのは名前だけで、量的にもわずかです。「わずかな、もの忘れ」を取り上げて、記憶力低下だと決めつけられては、やはり抵抗を感じます。

この抵抗を感じる気分を救うかのように、「度忘れ説」が登場します。

「名前を忘れただけで記憶力低下との判定には、抵抗を感じる」とはいえ、忘れたことは事実です。

両者に一理があります。

そこで、「抵抗を感じる」と「事実」の間を取って、「度忘れ」と命名したのです。さらに、度忘れは部分現象であり、記憶力全体の低下にあらずとまで付け加えました。

「やれ嬉しや」の声に支持されて、度忘れ説は今日まで続いています。

だが、「昨日の白は今日の黒」の目で見ると、「度忘れは記憶力低下にあらず」の声は安心材料でありません。

それどころか警告、いや高齢者社会になった現在では、大警告です。これを見逃せば、認知症に泣くことが目に見えています。

明日に泣かぬためにも、今日の「名前忘却」には重大注意です。

では、名前忘却が大警告である理由を考えてみましょう。

★「名前記憶の低下」は脳の老化

「名前忘れ」現象には、「若者に少なく中高齢者に多い」という事実があります。

顔を記憶する能力は衰えるスピードがゆるやかで、三〇歳代までしっかりと覚えられます。ということは、三〇歳代を超えれば、顔を覚えにくくなるのですね。

「顔を覚えにくくなる」、「中高齢者に多い」をよく見れば、「高齢者の老化脳」が浮かび上がります。

そして決定打が現れる。「認知症の最大原因は加齢」の一言です。

後からも説明しますが、認知症の原因は、遺伝説あり、生活環境説あり、生活習慣病説ありと、多岐にわたります。

でも、加齢は最右翼です。

加齢は確実にやってくる。老化の波は余すところなく、全身に襲いかかる。脳も例外ではありません。

老化脳では、まず脳内に張り巡らされた脳神経細胞のネットワークが衰えます。ネットワークを支えている脳循環も衰える。やがて脳全体の機能も弱まっていきます。脳神経細胞ネットワークの機能低下と歩調を合わせるように、記憶力も低下する。

その過程で、名前記憶の低下が現れてくるのです。

そしてついには、認知症という診断名がついてしまいます。

それでも「名前忘れくらい、平気平気」と、自分の衰えを隠すように、また「認知症の最大原因は加齢」の一言におびえてか、真逆の強がりを言うのです。

信じると信じざるとに関わらず、「中高齢者に多く見られる名前記憶の低下」は、認知症の注意信号です。

「堅固な堤も蟻の一穴から崩れる」と言うではありませんか。「名前忘れ」も「蟻の一穴」の可能性が高い。可能性の高い蟻の一穴を、許してはなりません、見逃してもいけません。

許さない・見逃さない心こそ、認知症を減らす心に通じます。

★記憶は興味のあるところにのみ生ずる

度忘れの「興味説」にも、認知症が潜んでいます。

度忘れの原点は、「記憶は興味のあるところにのみに生ずる」の定義です。

ここに一つの矛盾が存在します。

「脳の老化」のほとんどは「興味を失う」から始まるともいわれます。

試みに認知症の症状を見てください。

あれほど熱心だった趣味も無関心になり、その他のものにも興味を失う。

「最近、駅前も変わりました。あなたの好きそうなお店もいっぱいあるわよ。一度出かけてみない？」と言われても、全く興味を示さない。そしてついには「今度行こう」の言い逃れになってしまいます。この「今度」と「幽霊」は出たことがない。

興味がなければ記憶も生まない。生まれないままに放置していれば、次に意欲が低下します。興味を持つためには、意欲が重要な役割をします。「今度行こう」のことばの裏には、意欲の低下がありありと見て取れます。「今度行こう」の「今度」は無期延期を意味するからです。「行こう」の興味もなければ、「出かけよう」という意欲も見えません。

意欲の低下が始まれば、思い出そうの努力もなくなります。つまり記憶力の低下です。ここまでくれば、認知症はすぐそばです。

★興味を失うから記憶も生まれない

相手がいかに興味のある人でも、こちらが興味を感じる力を失っていたのでは、記憶は生まれません。

この場合、落ち度はあなたにあって、相手にはない。すると、前出の「名前を忘れられたのも、相手に興味も魅力もなかったからである。名前を忘れたのは私の落ち度でなく、名前を忘れられたほうに落ち度がある」の大脳生理学の定義と矛盾しますね。

いくら興味一杯の話をして名前を付け加えても、聞く側に、興味を感じる力もなく、聞き取ろう、覚えようとの意欲がなければ、それこそ馬の耳に念仏になってしまいます。

名前を忘れれば、人間関係が崩れ、社会性が崩れる。名前忘れは群れの放棄であり、孤独の始まりです。

群れを作る動物を孤独にすると、狂暴になり、ついには狂死するという報告もあるほどです。狂暴も狂死も嫌ですね。


認知症の症状は中心症状と周辺症状に分かれます。

中心症状は記憶力の低下、見当識の低下などであり、周辺症状は暴言、暴行などの狂暴的行動、さらには徘徊も含まれます。

「狂暴」は認知症の周辺症状として、たびたび現れます。

名前忘れがおこり、社会性を失い孤独になれば、狂暴、狂死につながる認知症が待っているのです。

たとえ一人暮らしになっても、人間関係を失ってはいけません、社会性を失ってはいけません。

もうお分かりでしょう。こちらに意欲がなくなれば、興味を土台とする度忘れ説は完全に吹き飛んでしまいます。

★「悔しい、歯がゆい」思いは認知症につながる巨大ストレス

相手の名前を思い出せないと、じれったいし、歯がゆい、もどかしいですね。

相手の記憶は九九%ありながら、名前だけが思い出せない。こんな状態は非常にじれったい、歯がゆい、もどかしい。

このじれったさ、歯がゆさ、もどかしさとは、なんでしょう。

ストレス、それも巨大なストレスなのです。

名前を忘れて、慌てて名刺を取り出して名前検索。

「あったぞ。山田だった、山田さんだ」。

この瞬間、胸につかえていたものが、すっと消えて気分爽快。その気分の良さは、何ものにも代え難し、です。

喜んでばかりはいられません。「認知症はストレス病」であることも忘れないで下さい。

「山田さんだ」と思い出せたから良いのですが、思い出せなければ、名前忘れのじれったい、歯がゆい、もどかしさは長く続きます。そして、認知症につながる巨大ストレスになるのです。

大切な人の名前が思い出せない時、大切な約束を忘れて、大きな迷惑がかかった時、いずれも辛い体験として残ります。

重症認知症の人ならば、その辛さも感じないでしょう。でも、そうでない人は違います。違うどころか、大いに苦しみます。

名前を忘れただけで、その辛さを感じ苦しむのです。そして、その辛さ苦しみは、次第に認知症へと追いつめて行く。

だからこそ、「たかが名前を忘れだけじゃないか」が許されないのです。

★脳神経細胞のネットワークの網の目が崩れつつある

ＴＯＴ現象は一部の学者間では、三〇年くらい前から研究が開始されています。

ＴＯＴとは「Tip of the tongue」という心理学用語で、意味は「舌先現象」。分かりやすく言えば、「喉まで出かかっているのに思い出せない」現象であり、そのじれったさ、歯がゆさ、もどかしさが、主な研究対象になっています。

中高齢者では、将来的な問題、健康問題、経済問題、人間関係などで、いろいろな不安感やストレスが全身を駆けめぐります。

そして中高年齢は記憶力低下が目立つ年頃でもあるのです。

「昨日どころか、直前のことも思い出せない。オレの頭はどうなっているのか。

このまま何も分からなくなるのだろうか」などの不安やストレスがチラチラと現れます。

このとき、脳内でも、大きな変化が起こり始めているのです。脳神経細胞のネットワークの網の目が、一本消え二本消えて、全体が崩れつつある。

その結果、正常な判断が困難になり、いらざる不安やストレスが横行しやすくなってしまいます。そのストレスがまた、脳神経細胞のネットワークの網の目を減らすのです。

たとえば認知症特有症状の「振り返り現象」も、認知症の三大もの忘れのひとつである「同じ話や質問を繰り返す」も、不幸やストレスからのがれて安心感を得ようとする試みとも考えられます。

★「自分はボケたのか」との不安・恐怖が増したとき

ここまでストレスや不安感に責め立てられている最中に、追い打ちをかけるように名前忘れが襲いかかる。

「ああ、誰だっけ、名前が思い出せない。出かかっているのに、出てこない、思い出せない」の焦りは進んで、「オレはボケたのではないか」の不安に変わります。

さらに名前忘れがつづけば「きっと、ボケたんだ」と決めつけることにもなるでしょう。

まさにストレスの恐怖、名前忘れの恐怖ですね。

ストレス、不安が増すと、交感神経が過度に興奮します。その結果、血管が細くなり、血液の脳循環量が減る。脳循環は栄養の補給路です。栄養補給を絶たれた脳神経細胞は空腹のあまり、記憶力、判断力はより低下し、認知症への抵抗力も弱まります。

最悪病である認知症も、単に名前が思い出せないという、じれったさ、歯がゆさ、もどかしさから始まるとも言い得るのです。

2

名前が出なくなった時の
脳内状態は大変！

★なぜ名前がスムーズに出てこないのか

顔と名前とでは、記憶コースが違うから顔は覚えているのに名前が出てこないのです。わかりやすくいえば、覚えやすい顔、覚えにくい名前、となります。

名前の記憶は「言語記憶」といって、英単語のように、覚えにくい記憶の仲間です。

「お名前は？」

「山田です」

名前のような簡単に思える記憶は、ひとまず脳の海馬の短期記憶の倉庫に入れられます。その後、重要と認められれば、脳の側頭野で長期記憶化されます。長期記憶化されるといっても、すんなりとことが運ぶわけでない。それなりの苦労が必要になります。

このあたりの事情は、苦心惨憺、辞書を食べてしまうほどの苦労をした英単語の記憶を思い出せば容易に理解できるはずです。

英単語の記憶には、誰しもが苦労したでしょう。英単語を長期保存の倉庫に入れるためには、かなりの手続きというか、学習期間が必要だからです。

人の名前もよほどの興味があれば別ですが、名前を聞いただけでは、手続きも学習もないでしょう。だから短期記憶の倉庫の入り口に置かれてしまう。入り口に置かれた名前は哀れです。ちょっと風が吹いただけでも、すぐに吹き飛ばされてしまう。つまりは忘れやすい記憶なのです。

★人間の記憶は目に見えないものは軽視する

人間の記憶は、目で見たものを、より重要とする傾向があります。

言語は目で見えないから、耳で聞くだけ。ここで、「目で見えないものは軽視する」との傾向が働きます。やはり、記憶に残りにくい。

一方、顔の記憶は違います。

顔の記憶は非言語記憶で、顔かたちという情報が目から入ります。おまけに脳内には「顔細胞群」と呼ばれる、顔を覚える特別な細胞の集合体があり、「顔という形態」として認知されます。

もちろん、側頭前葉にある長期記憶の倉庫には、ほぼスムーズに収まることになります。

とにかく、顔記憶は覚えやすいのです。

★エピソード記憶だから覚えやすい顔記憶

もう一つ、顔記憶には特別な配慮があります。

記憶には、覚えやすい記憶のコースと覚えにくい記憶のコースがある。

後からもお話ししますが、顔記憶は覚えやすい記憶のコース、即ちエピソード記憶に属します。

エピソード記憶は、体験に基づく記憶で、相手の容貌、まつわる出来事などのそれです。だから非情に覚えやすい。

「母親」という言葉からは、「小さい頃、おかあさんにおんぶされて、おもちゃを買いに行った」などの思い出がすぐに出てきます。

エピソード記憶とは具体的な経験が入っているだけに、非常に覚えやすいと言われています。

顔はエピソード記憶の仲間ですから覚えやすいのです。

覚えやすい記憶があれば覚えにくい記憶もあります。その代表は意味記憶です。意味記憶の仲間は、歴史上の人物の名前、歴史上の年号、英単語のスペルなどです。

次に、なぜエピソード記憶は覚えやすいのかを考えてみましょう。

残りやすい理由は、エピソード記憶が生命や生存に関わる記憶だからです。脳には「生きる・死ぬのような、生存にかかわる事柄を、優先的に記憶する」というシステムが存在します。

ヒトの誕生は六〇〇〜八〇〇万年前と言われていますが、誕生当時はもちろん言葉はない。当然だが名前もありません。

あるものは顔の記憶だけです。

原始の頃は、今日のように「人類はみな兄弟」などという甘い世界ではない。喰うか喰われるかの世界です。まず隣のヤツを観察する。コイツは食えるか食えないか、うまいかまずいかの認知です。

さらに重要な危険信号は、「コイツはオレを食う気だろうか、襲う気だろうか」でしょう。

食べられてはたいへん。そこで、まず危険人物の顔を覚える。危険の記憶があれば、なにしろ逃げる。危険でない顔ならば近づいて仲間になる。

猿人たちの第一の仕事は、相手の顔を記憶すること、そして我が身を守ることだったのです。だからこそ、脳には「顔を覚える専門の細胞群」が生まれた次第です。

★名前を覚える専門の細胞群が脳にはない

一方名前の誕生は、かなり時がたってからです。言葉も生まれ、文字らしきものが現れてからの話です、

名前がないといろいろと不便です。顔パスだけでは間違いが生じます。他人の空似もあるでしょう。不便が重なれば仲間割れも生じ、群れまでが崩壊します。

群れの崩壊は我が身の危険、一族の危険です。危険を避けるためにも、人物区別のためにも、呼び名を付けようということになる。こうして、今日の名前

につながります。

だからといって、「名前を覚える専門の細胞群」の誕生とはならなかった。名前が誕生した頃に、脳の構造も完成に近くなる。

脳はいついかなる時でも、成長・発達を続けます。発達を続けるあまり、機能的にも容積的にも、「名前を覚える専門の細胞群」を置く余裕がない。

余裕がないままに今日にいたり、「顔は覚えているが名前が出てこない」という現象につながったわけです。

つまり顔の記憶は 生存に関するものなので特別扱い。だから、すんなり長期記憶の倉庫に収まる。

一方名前は必要だが特別扱いにならず、短期記憶の倉庫の片隅に置かれ、忘れやすい存在になる。どうにも哀れな名前の運命ですね。

★名前に絡む言語隠蔽効果

もう一つ、名前忘れには、重要な問題が潜んでいます。

名前には言語隠蔽効果が絡むという事実です。

言語隠蔽効果とは、インターネットの説明などを簡単に言えば、「見たり感じたことを言葉で表現すると、表現しきれない部分が生ずる。この部分が言語隠蔽効果だ」というのです。

「言葉で言い尽くせない、表現しきれない」となると説明する側の心には不満が生じ、焦りやじれったさが浮かんできます。

再々お話ししているとおり、認知症には不安や焦燥が付きものです。となると、認知症予防の最も簡単で効果的な方法は、焦りや不安、ストレスなどを取り除くことが有効になります。

出てこない名前を追いかけ続ければ、言語隠蔽効果も加わって、心には焦りや不安、不満がよりつのります。

アメリカでの研究で、顔の特徴を言葉に変えて記憶する群と、言葉に変えずに形で記憶する群で、顔写真の正答率を比較しました。

結果は、言葉にした群では二〇％近く正答率が低くなるという結果であったそうです。

正答率の低さは、そのまま焦りや焦燥につながります。

こうなれば、いやでも認知症症状が近づいてくる。また隠れている認知症も芽を吹く可能性も高くなる。

「名前忘れ」には、こうした悲劇が待ちかまえているのです。

★顔を覚えることに専念するあまり、名前の存在を忘れる

顔と名前の記憶は、二行為の同時進行です。専門的には「デュアルタスク」といいます。

朝の台所は多忙。まるで戦場です。片方で魚を焼き、他方で汁ものを調理する。宮本武蔵の二刀流的活躍ですね。

こう忙しくなると、どちらかを失敗する。

「忙しいのだ、失敗も当たり前」、ではありませんよ。

これも認知症と深く絡んでいるのです。

二行為の同時進行で、一方を失敗するのは、中高齢者にたびたび起きる現象であり、明らかに記憶力の低下によるものです。そして、アルツハイマー型認知症の初期症状でもあります。

確かに記憶行為は、高齢者がもっとも苦手とするものでしょう。苦手といっても、ただの苦手ではありません。認知症の初期症状かと疑われる苦手なのです。

二行為の同時進行の失敗は、どの専門書にも「アルツハイマー型認知症の初期症状として多く見られる」と明記されているほどです。

毎朝たびたび起きる失敗としても、認知症につながると知れば恐怖ですね。

なぜ「二行為の同時進行の失敗」が起きるのでしょうか。

簡単に言えば、脳パワーの衰えであり、思考力の幅が狭くなったためです。

脳パワーが元気で思考力の幅が広ければ、Aを考えると同時に、Bへの配慮も可能です。

ところが老化脳では思考の幅が非常に狭くなる。

すると、Aに専念するあまり、Bの存在が記憶から消えてしまう。そして失敗する。顔を覚えることに専念するあまり、名前の存在を忘れる。これもりっぱな「二行為の同時進行の失敗」でしょう。

つまり、名前忘れの度に、認知症が一歩ずつ近づいているわけです。

名は体を表すと言いますが、名前忘れはボケを現すと、言い換える必要もあるかも知れません。

★名前を忘れると社会性を失い孤独がすすむ

名前が出なくなるには、二つの危機が潜んでいます。

第一の危機はアルツハイマー型認知症の発生。そして第二の危機は社会性の欠落です。

多くの動物の中で、ヒトは際だった群がり動物です。群れがあるから家族が生まれ、都市が生まれ、国家が生まれる。

今日の高度で豊かな文化も、優れた群れシステムがあったからです。群がりは絆を生み、絆は貴い綱（きづな）となる。群れの中にいることは、肉体的にも精神的にも、安心安全です。

認知症は孤独病でもあります。

認知症患者さんのもっとも悩む点は、本人が気づくか気づかぬかは別として、孤独でしょう。

当然ですね。自分の意思や行動の全てが、社会的ルールからかけ離れている。言葉は悪いが、まるで別世界に生きているような感覚です。

別世界に生きているのだから、現世の社会的ルールは通用しない。だから、座敷の真ん中で、なんのためらいもなく排泄行為を行う。時間という社会的定めが欠けているから、真夜中でも大声でわめきもするし、出かけたりもする。

出かけたら帰るという、鳩にもある帰巣本能に欠けるから迷子になる。そして徘徊になる。

ここまで非社会的になると、どうしても孤独になってしまいます。

こうした孤独を生み出した原因にも、名前忘れが大きく絡んでいます。

自分の名前を忘れられて喜ぶ人はいないでしょう。

「あんなに長くつきあっていて、オレの名前を忘れるとは、どうしても許せない」となって、人間関係も崩れます。

名前を忘れると、社会との連絡ラインが途絶え、社会性も崩壊する。いっそう孤独化がすすむ。そして、認知症への進行が始まるのです。

孤独は恐ろしい。

「孤独」という言葉は、「孟子（梁恵王篇下）」の「鰥寡孤独《かんかこどく》」からきているといいます。

「鰥寡孤独」を分解すると、次の通りです。

「鰥《かん》」とは六一歳以上のやもめ、「寡《か》」とは五〇歳以上の未亡人、「孤《こ》」とは一六歳以下の父親のいない子供、「独《どく》」は六一歳以上の子供がいない者を指すとか。

分かりやすく言えば、家族を失い一人になった状態ですね。

孤独のなにが恐ろしいのか。社会性を失う点です。社会性を失い孤独になれば、前出のごとく、異常行動や異常思考が始まる。そして認知症につながる。

熱帯魚のグッピーの実験でも、ラットの実験でも、孤独は大きなマイナスの結果を示しています。

グッピーの一匹飼育では、摂食行動の低下が見られます。食欲減退が生じ、食べるエサの量が減ります。

ラットの一匹飼育では、記憶の海馬の脳神経細胞の増殖が減り、記憶力が低下します。

まさに、群れを離れた恐ろしさです。

「名前を忘れただけではないか」との軽視は絶対に禁物です。名前忘れは社会とのつながりを閉ざすからです。

社会とのつながりを閉ざせば、群れから放れた動物になる。「群れを離れた動物は狂暴になり狂死する」は生理学の定理です。

「狂暴にもならず狂死もせず」のためには、まず名前忘れを防ぎましょう。

★困って始まった脳内の異常興奮は疲労となって全脳に広がる

脳内に名前を覚える専門の細胞群がなくても、現在では、顔と名前は同格であり、当然のように両者は同時に記憶されます。

文字も言葉も厳存する現代でも、顔と名前は同格であり、記憶のコースは多少違っても、同格に記憶され同格に扱われます。

だから、顔を思い出せれば、名前も思い出すことが、当たり前の現象になっています。

ところが、同格で同時に記憶されるべき名前が出てこないとなると、脳内は大騒ぎになります。

まず「顔を覚える脳細胞」が、「どうして思い出せないのか」と責め立てられます。

しかし名前と顔は同格で同時に記憶されるとは、研究者や学者が推定しただけの話で、脳内のシステムとしては、推定外の結果を生み出します。

まず「顔を覚える脳細胞」が責められる。「顔を覚える脳細胞」は困るし慌てます。その結果、異常興奮が始まる。

何ごとにせよ、「異常」は困りものです。異常興奮を起こした「顔を覚える脳細胞」は、努力すれども結果が出ない。徒労に終わって、残るのは疲労だけとなります。

度重なれば、疲労は全脳に広がる。こうした名前忘却性の疲労は、大疲労になる。

疲労しきった脳には、その後に起きるマイナスの事柄に抵抗する力も失い、やがて認知症の領内に入ることになります。

たかが名前忘れ。これを軽く見た結果が認知症とは、なんたる不幸。

だが、不幸を嘆く前に、名前忘れを防ぐべきなのです。

★「名前が出なくなった」を防ぐ

記憶とは、どうにもあやふやなものです。

京大の実験では、笑顔と笑顔でない写真の、どちらが記憶に残りやすいかを調査しました。結果は、笑顔の方が一三％も多く記憶に残ったといいます。にっこり笑っただけで、記憶が変わる。記憶とは実にあやふやなものなのですね。

人間の脳内には、他人と同じことをする、まねをするというミラー現象があり、その一種としての「共感」という作用があります。

人の笑顔を見ると自分も楽しくなる、悲しい顔を見ると自分も悲しくなるという現象です。

中でも、「楽しい」の感情が動くと、脳内ではドーパミンというハッピーホルモンが出るので、覚えやすい記憶となって、より残りやすくなるともいわれています。

名前と顔の記憶には、付帯条件が必要になります。

人間の記憶システムは芋づる方式です。思い出す場合、お芋のつるをたどっていけば、目的の記憶に到達します。

芋づるを省略して、目的の記憶にストレートに到着することは非常に難しく、不可能なケースもあります。

付帯条件とは、芋づるの中に、しっかりとした手がかりを作っておくことです。

ただの「Aさん」と記憶するより、「△△会社のAさん」という付帯条件をつけてみます。すると「△△会社」が芋づるの手がかりになって、目的のAさんに容易に到達するわけです。

付帯条件は、語呂合わせでもだじゃれでも、何でもOKです。

ちょとした遊び心も、名前忘れ防止の一案です。

3　まず脳細胞を活性化しよう

★脳細胞の活性化には酸素が最重要

名前忘れ防止には、基本に戻って、脳そのものを活性化させる方法があります。

脳細胞の活性化には酸素が最重要です。

何事によらず、弱点を強化することが最良で最短でしょう。

脳の最大の弱点は、酸素の欠乏です。その弱さは並はずれの桁はずれ。脳細胞はたった二〇秒の酸欠で参ってしまいます。

ここで、脳外科医のことばを借りましょう。

「心停止からわずか五分経過してしまうと、酸欠のために救命効果は絶望的になる。三分経過で五〇%程度と、一分ごとに救命率は下がっていく。

脳には、酸素の備蓄機能がない。酸素補給が途絶えると、脳神経細胞は二〇秒前後で酸欠になる。生命だって五分と持たない。しかも代用機能もない」と。

読まれてお分かりの通り、脳神経細胞の最大の弱点は、酸欠です。そして、酸素をはじめ多くの栄養物、生理活性物質、生活物質の全部が、血液に溶けて循環します。

心停止で循環が止まれば、酸素はもちろん、その他のすべての物質は、脳にもどこにも届かなくなる。こうなっては記憶力の騒ぎでありません。生きていけずに、死あるのみになってしまいます。

よく「心肺停止」という言葉を耳にします。心臓が止まれば、酸素や栄養分の溶け込んだ血液が送れなくなります。肺機能が停止すれば、酸素を取り込めなくなります。

いずれにしても酸欠でアウト。恐ろしいですね。

★深呼吸で脳神経細胞の酸欠を防ごう

心臓ポンプの完全停止は特例としても、循環機能の低下は加齢とともに、かなりの頻度で現れます。

年を取ると、坂を上るにも、階段を上るにも、心臓の鼓動は高まり、息切れも増える。心臓ポンプの機能低下の証拠です。

こんな時に救いの神が現れます。深呼吸です。

ものは試しで、坂を上る時、階段を上る時、深呼吸を繰り返します。一歩ごとに一段ごとに、深呼吸を繰り返す。

すると、ウソのように、坂も階段もラクになる。足や各部の筋肉に十分は酸素が補給されたからです。

こんなこともあるでしょう。結婚式などのスピーチ前は、いわゆる「あがって」しまって、喉はカラカラ、心臓ドキドキの超興奮状態。交感神経が過剰緊張した結果ですが、血管が細くなり、脳は軽い酸欠。

こうなると、正常な判断力も低下し、「あがる」はさらにひどくなります。

そこで深呼吸を数回くり返す。だが、この時の深呼吸は、ちょっと違う。交感神経が異常興奮しているのです。その異常興奮を緩めるためには、反対の副交感神経を優位にする必要があります。

そこで吐く息を、吸う息の二倍も三倍もの時間をかけて、超ゆっくりにし息を吐く。唇にもひと工夫が必要になる。口笛を吹くような形にして、息を吐く。

この口笛方式は、潜水を職業としている海女さんたちも実行しています。また、呼吸困難を主訴とする肺気腫の呼吸リハビリにも応用されています。

海女さん式深呼吸を数回繰り返す。やがて副交感神経が優位になり、血管は広がり、同時に大量の酸素が補給される。

そうなると脳の酸欠が救われ、正常の判断力や記憶力、思考力が戻る。スピーチ前の「あがり」現象もおさまります。

脳の軽度の酸欠は、「あわてる」という現象でも現れます。「あわてる」と交感神経の異常興奮が始まり、脳は疲労し、記憶力も低下する
こうした「あわてる」脳は、名前忘れの度にも現れます。

「あの人の名前は、なんだったか。もうすぐ挨拶をするのだ。名前を忘れた、どうしよう」。

脳は思い出すために焦り狂います。しかし、焦れば焦るほど、交感神経は異常興奮を起こして血管は細くなり、脳神経細胞の酸欠はひどくなる。同時に、思い出しも困難になる。

その回数が増えれば、脳は大疲労が重なり、認知症の危険も増加するでしょう。だからこそ深呼吸が必要なのです。

★脳の酸素や栄養分の補給は脳血液循環の受け持ち

前に話したように、脳が必要とする物質の補給の全ては、脳循環が受け持ちます。

脳循環と記憶、さらには認知症と脳循環。これらの関係は実に深い。東北大脳外科からの報告にも、脳循環不良が認知症に深く絡むとあります。

また日本医師会の「老年期、痴呆診療マニュアル」にも、認知症の基礎疾患の御三家は「高血圧」「脳血管障害」「心臓疾患」とあります。

最近では「糖尿病」も加わるため、御三家は四天王に昇格です。

この四天王をよく見ると、すべてが血管系の疾患、もしくは血管に悪影響をもたらす疾患なのです。

四天王の仲間の糖尿病は、インスリンの働きも関与しますが、糖尿病のもたらす動脈硬化も忘れてはなりません。動脈硬化はれっきとした血管病です。もちろん糖毒そのものも血管を傷つけます。

戦いの勝敗は、補給によって決まるといいます。補給が多ければ勝利の確率が高くなる。逆に補給が途絶えれば、兵士がいかに力戦奮闘しても、敗戦の響きが大きくなる。

同じように、認知症との戦いのカギは血液循環にあります。超優れものの脳細胞でも、腹が減っては戦ができないのです。

前出にもあるとおり、脳細胞は酸欠に超弱い。わずか二〇秒の酸欠で参ってしまいます。

参ってしまえば、もちろん記憶力も低下して、人の名前なども出てこない。こうした窮状を救うものこそ、酸素や栄養分をたっぷりふくんだ血液の循環です。

血液の循環がスムーズになれば、酸素もブドウ糖も届き、栄養分も届く。こうなれば、老いた脳細胞も奮起します。そして、人の顔も名前も思い出す。認知症も簡単には近寄れないでしょう。

★循環強化とは毛細血管の強化と保護である

血液循環は超重要です。だが、ここに問題があります。

血液の通り道の血管が健康で、管としての性能をしっかりと維持していないと、酸素やブドウ糖、栄養分たっぷりの血液も目的地に届きません。

つまり循環の第二の問題は血管の確保です。

ところで、「一一一六〇〇〜八〇〇」という数字をご存知でしょうか。

意味は、血管の断面積の和です。

大動脈の断面積の和を一とすると

大静脈は二であり
毛細血管は六〇〇〜八〇〇
となります。

確かに大動脈は太い。心臓近くの大動脈は直径が三cmもある。だが、数が少ない。

血管の種類は、動脈、静脈、毛細血管の三種類だけです。

それぞれの血管の直径の和を調べてみると、前出の通り、「一－二－六〇〇〜八〇〇」となる。つまり、毛細血管は超細いけれど数は無数近くです。数で比較してみれば一目瞭然、全身の血液循環のほとんどは、毛細血管がまかなっているのです。

にもかかわらず、毛細血管を知る人は非常に少ない。

本題に入る前に、少し勉強をしておきましょう。

毛細血管は、その名の通り、毛のように細い。実際には毛よりずっと細く、直径は八〜二〇ミクロン。一ミクロンは一マイクロメートルなので〇・〇〇〇〇一m。ミリにすると〇・〇〇一㎜です。

と言われても、想像もできませんね。毛細血管を約一〇〇本並べてやっと一ミリ、これならばお分かりになるでしょう。

約一〇〇本並べてやっと一ミリの太さとは、赤血球が一個か二個並んで、やっと通れるくらいの細さです。

さらに、直径が細ければ壁も薄い。毛細血管の壁は一ミクロン程度の一枚の膜状になっています。

ここでもう少し詳しく毛細血管を見ることにします。

毛細血管は超細い血管。そして、毛細血管の壁は、一般の血管の一番内側に位置する、「内皮細胞」と呼ばれる細胞のつながりで作られています。内皮細胞のつながりが膜状になっている。

膜を作るため、内皮細胞がツギハギのようにつながって、毛細血管を作っています。

その様子は、専門書の言葉を借りれば、こんな具合になります。

「一個の内皮細胞の端が長い舌のように伸びて、互いに絡み合うような格好で、隣の内皮細胞とくっついている。

くっついていると言っても、つぎはぎである。つぎはぎには隙間がある。よくよく調べてみると、約一五〇オームストロングくらいの隙間が開いている。

ちなみに、一オームストロングとは一億分の一cm。

この隙間こそ毛細血管の一大特徴。隙間をかいくぐって、栄養分や酸素を運び出したり、老廃物や炭酸ガスなどを運び入れたりしている」となります。

たとえば肝臓。肝臓は下大動脈から枝分かれした血管で、血液補給されています。でも、下大動脈から枝分かれした血管と肝臓の間には、蛇口もジャックもありません。

下大動脈から枝分かれした血管がさらに分かれ、最終的には毛細血管となって、肝臓の組織内に入っているのです。

この毛細血管システムは他の臓器や器官でも同じ。脳でも同じ。つまり組織の中に入り込んだ毛細血管の壁の隙間を通して、栄養分を運び出し、老廃物を取り込みます。

毛細血管の隙間説にも異論があり、隙間でなく、内皮細胞本体を通り抜けるという説もありますが、現在のところ、隙間説が主流です。

ここまでをまとめてみると、脳を含めた全身の循環の働きほとんどが、毛細血管の働きの結果です。

循環強化とか血管保護とかは、即ち毛細血管強化であり保護なのです。

ここまで話が及べば、次は毛細血管強化です。だが、毛よりも数十分の一細い毛細血管の強化は容易でありません。

そこで簡単で効果もあり、なおかつ実行と継続可能な方法を考えてみましょう。

★毛細血管を増やす五分程度の軽い筋トレと一五分のウォーキング

毛細血管はこれまでにもお話ししてきたとおり、超薄い壁に守られた、超細い血管です。

超薄い壁には、ハードな運動は厳禁です。物理的に強い力がかかれば、毛細血管はもろくも破れてしまうからです。

また、過度な運動は発ガン作用を持つフリーラジカルを大量発生させて逆効果という説もあります。

つまりは、怠け者運動的なソフトな運動を、一日数回、暇のあるときに行う。

これが効果的なのです。

怠け者運動的なソフトな運動といわれても、漠然としてとらえどころがない。

ハーバード大学医学部やパリ大学医学部、事業構想大学院大学の根来秀行教授のお話です。

「毛細血管を増やすには、運動で血流をアップさせることが重要。ただし、過度な運動はフリーラジカルを大量発生させて逆効果になる。

そこでおすすめは、五分位の軽い筋トレと一五分ウォーキングだ」と。

★脚を動かせば大量の血液が動き出し、全身に血液が届く

それも難しいようならば、こんな工夫はいかがでしょうか。

我々の循環は握りこぶし大の心臓ポンプに頼っています。握りこぶし大の心臓ポンプは決して大型でない。しかし作業内容は非常に大きい。

人体の血管をつなぎ合わせると、地球を二回り半ほどの長さになるといいます。距離的に言えば、東京を出発して、地球を二回り半で真反対の南米に血管

の先が届くのです。

その長さの血管に、絶えず血液を送り続けることは、想像以上の大仕事です。こうして考えてみると、こぶし大の心臓ポンプでは力不足が生じやすい。でも、循環は一秒たりとも休むことは許されない。無理を承知で心臓ポンプを酷使します。

無理が続けば故障も起きる。心臓ポンプの故障は致命的です。致命的故障が連発するならば、命がいくつあっても足りないでしょう。

こうした悲劇を回避するために、筋肉の援助軍が登場します。

筋肉が動けば、筋肉内の血管を、乳搾りと同じくしごきます。そのしごき効果によって血液は送り出される。かくして、心臓ポンプを助けながら、全身循環を可能としているのです。

循環の一部が分かったところで、次に進みましょう。

筋肉を動かして、乳搾り循環を行う。では、どの筋肉を動かせば、より大きな効率を生むのでしょうか。

基本は全身運動ですが、独断と偏見を交えて、私見を述べましょう。

主に動かしたいのは、脚です。脚は体を支える必要上、大型の筋肉が付いています。大型の筋肉には多数の血管が入り込んでいるのです。

つまり脚を動かせば、大量の血液が動きだし、循環が効率よく働き、全身に血液が届くわけです。

★簡単スクワットとつま先立ちで効果バツグン

次なる問題は、脚の運動法です。

毛細血管強化には、ふくらはぎの筋肉強化から始めましょう。一五分程度のウオーキングがお勧めですが、忙しい方には毎日の一五分も難しい。

奇妙なことですが、「一日〇回」との指定があると、ほぼ全員が申し合わせたように挫折します。命令を出されたような気分になって、拒否反応が起きるのかもしれませんね。

いずれにしても、運動療法にとって、「一日○回」の指定・指示は禁句中の禁句らしい。

そこで、簡単スクワットとつま先立ちを組み合わせた脚運動にします。

簡単スクワットは膝を曲げ伸ばしするだけ。つま先立ちは、棚の荷物を取る要領で行います。

簡単スクワットとつま先立ちの組み合わせで、脚全体が動きます。脚は大量の血液の貯蔵庫です。大量貯蔵庫が刺激されれば、全身循環も可能になるはずです。

また、つま先立ちは足の親指を強化しますから、運動の基本である歩行が非常にラクになります。

簡単スクワットもつま先立ちも、ソフト運動の筆頭です。簡単スクワットとつま先立ちを繰り返せば、毛細血管も丈夫になり、脳を含めた全身循環も良好になる。

簡単にして効果バツグン。これぞ、簡単スクワットとつま先立ちの組み合わせです。

おまけに回数の指定はありません。何回でも結構。暇とチャンスのある度に行います。

簡単スクワット一〇回につま先立ちを一〇回の組み合わせは、時間的に見ると、なんと三〇秒。ゆっくり行っても一分とかかりません。この組み合わせを、チャンスのある度に繰り返します。

認知症や糖尿病を含めて、簡単運動法の極意は

「可能な運動を、可能な時間帯に、可能な限り多く」

です。となれば、一日何回などの野暮な指示や指定は無用です。

手洗いの後や電車を待つ時間を利用するのも良いでしょう。起床後のお目覚

め運動でも良いし、お休み前のグッドスリープ運動でもＯＫです。

最近は立ち飲み式の居酒屋も流行しているそうです。オーダーが届くまで、雑談をかわしながらの、ソフト運動も乙なものですよ。

こんな簡単な運動で効果あるのか、と疑われる方もあるでしょう。「信ずる者は救われる」し、「継続は力なり」です。

疑う前に、まず実行と継続。疑うだけで、なにもしなければ、毛細血管の機能は低下し、循環も弱まります。そして名前も思い出せない。次には、大きく口を開けた認知症にのみこまれるだけです。

時間も不要、労力も不要。これで名前忘却と認知症が予防できれば、試してみる価値は十二分にあります。

効果はいかにとか、理論はいかにとか、の文句や疑問は後にして、まずは実行と継続。忘れないでください。

★筋肉運動で若返りホルモン「マイオカイン」が分泌される

筋肉運動といえば、マイオカインの話が出てきます。

マイオカインとは、筋肉で作られる物質で、若返りホルモンとも呼ばれています。筋肉健康法効果のナゾを解く鍵としても、話題になっています。

マイオカインが分泌されると、筋肉はもちろん若返りますが、血糖値の低下、脂肪の分解、認知症の予防などの効果があるとも言われています。

マイオカインとは、マイオ（myo、筋肉）+カイン（kein、作動物質）の合成語。簡単にいえば「筋肉で作られる物質」のことであり、現在では五〇種以上のものが発見されています。

マイオカインの効果をあげてみると、次のとおりです。

●筋力や骨力の向上

●抗炎症性の向上
●脂肪細胞での脂肪分解
●血糖代謝を改善
●認知機能の改善
●動脈硬化の改善
●免疫力アップ
●肌の若返りに貢献
などなどです。

★マイオカインの増やし方は太モモとふくらはぎのソフト筋トレ

マイオカインは筋肉から生まれるといっても、どの筋肉からでも生まれるとはいきません。

よくよく調べてみると、下半身の筋肉、特に太ももやふくらはぎの筋肉から分泌されやすいのです。

それも漠然として生まれるのでなく、ある約束事の下で生まれるのです。

その約束事とは、「筋肉新生時」です。

筋肉新生時とは筋肉が新しく作られる時。というと、新しい筋肉の誕生で、新大陸発見のように、今まで解剖図になかった、全く新しい筋肉が生まれると考えたくなりますね。でも、そうではありません。

もともと筋肉とは、丈夫な筋膜という袋の中に、数百数千本の筋繊維が入っています。

分かりにくければ、「ソーメンの入った袋」を想像してください。袋が筋膜で、中のソーメンが筋繊維です。

そして筋繊維は筋トレで増加します。

「新しく筋肉が作られる時」とは、筋繊維の増加を指しています。そしてマイオカインは、筋繊維が増加し、新筋肉が作られてから、四カ月ほどしか分泌されないし、分泌される量も決まっているといいます。

マイオカインを生み出すには、ソフトな筋トレで、ごく平凡な運動を、毎日欠かさずの実行が必要になります。つまりはソフトな筋トレの実行と継続です。

マイオカインの増やし方は、太ももとふくらはぎのソフト筋トレが有効と言われていますが、ここでも毛細血管増加と同じく、簡単スクワット＋つま先立ちを組み合わせましょう。

スクワットも正式というか正しくは、かなり難しい。難しければ実行と継続も難しくなり、やがて「面倒だ」の世界に追いやられてしまいます。同時にマイオカインも忘れ去られてしまってては大変です。

★マイオカインを生み認知症も予防する簡単スクワットのやり方

簡単スクワットは、起立して膝の屈伸運動だけ。つま先立ちは、棚の上の物を取る要領で立てばＯＫ。回数は朝、昼、晩と決める必要もなし。可能な時に可能な回数を行えばよろしい。

予防医学の筋トレの目的は、オリンピック出場ではありません。毎日の生活行動が苦労なく、スムーズに行えれば、それで目的達成です。

そのためには、「可能な運動を、可能な時間帯に、可能なかぎり多く」です。

簡単スクワットもつま先立ちも、いつもどこでも可能。トレシャツもトレパンもトレシューズも不要。通勤途上でも帰宅途上でも、お買い物途上でも、実行と継続の心さえあれば、いつでもどこでも可能です。

この手軽さと実行と継続が、マイオカインを生み、認知症を予防するのです。

★お尻の筋肉強化で若返る

簡単スクワット＋つま先立ちの組み合わせの利点には、特別な、大きなおまけが付きます。お尻の筋肉の強化です。

多くの人はお尻を誤解している。ある場所が身体の下部であり、性的魅力に目をくらませます。

子宮保護のためもあるでしょうが、お尻の筋肉の本来の目的は、長く歩くため、速く歩くため、ピョイと飛び越えるためにあるのです。

幸か不幸か、お尻の筋肉は体内最大の筋肉でもあります。この最大さが年を取ると、災いの元にもなる。

年を取ると若い頃ピンと張っていたお尻の筋肉が、重力の影響に負けて、垂れ下がる。悔しいけれど、見事に垂れ下がります。

同時に長くも歩けなくなるし、速くも歩きにくくなる。今までピョイと飛び越えられた側溝にもつまずく。「年だから仕方がない」と諦める前に、お尻の筋肉の衰えを知るべきです。

お尻の筋肉は大型で、体の下部に付いているから、重力の影響も受けやすく、垂れ下がりやすい。おまけに日本人は、世界でも一、二を争う「座り時間の長い」国民です。

筋肉は使わなければ必ず衰えます。お尻の筋肉も例外でありません。座り時間が長くなれば、衰え緊張度も減ります。

そこに重力が加われば、お尻の筋肉は下方に引っ張られるように、垂れ下がります。

さらに我が国には、「柳腰」という美的表現がある。欧米女性に比べると骨盤の幅も奥行きも短い。つまりは骨盤も小さく、お尻の筋肉が小型で弱いのです。

弱いお尻の筋肉に加齢や重力が加わります。おまけに座る時間も長いときては、お尻が垂れ下がっても当然でしょう。

事情はともあれ、お尻の垂れ下がりは老化のシンボルです。アンチエイジング族には許されない大悲劇です。

この大悲劇を救うものこそ、マイオカインの生みの親の、簡単スクワット＋つま先立ちの組み合わせです。

やってみるとすぐに分かります。簡単スクワットでもつま先立ちでも、大腿やふくらはぎの筋肉がピンと張る。同時に、お尻の筋肉にも張りを感じます。

この張りが、衰えかかるお尻の筋肉を救うのです。

マイオカイン増産には、嬉しいおまけが付く。マイオカインで若返り、簡単スクワットで脳を含めて全身血液循環の改善、つま先立ちで歩行力向上とヒップアップ。

名前忘れも消えるし、立っても歩いてもカッコよくて、おまけに一〇歳は若返る。まさにワンダフルフル、雪が降る。
おまけのおまけで、認知症も防げるとあれば、「やらなきゃ損損」です。
予防医学の基本は、「楽しさ、喜び」ですね。

4 認知症にならないように食事で予防

★認知症に対して無警戒で努力不足な日本人

日本人は認知症ボケというか、認知症に対して無警戒すぎるようです。現在、ガンは二人に一人、認知症は五人に一人の割合ですが、決して遠くない日に二人に一人になるでしょう。

無警戒の理由は簡単。無警戒とは、ガンは制圧途上にあるが、認知症は治るという光明が見えないからです。諦めかも知れませんね。

確かに認知症は非常に治りにくい。この事実を知った上で、諸外国では、認知症の治療法の研究と同時に、「認知症を減らそう」の研究努力もなされ、効果も上げています。

医学の最先端を行く我が国はどうでしょうか。残念無念、予防が非常に遅れています。そして、多くの人が認知症の恐怖に悩んでいるのです。

「あなた治す人・わたし治される人」の考えが定着しすぎたのでしょうか。「あなた治す人」には賞賛激励の言葉がありますが、「わたし治される人」の努力がほとんど見えません。予防法の実行と継続が大いに不足しています。

★一日三回の食事の積み重ね効果は大きい

そこで、目先を変えて、毎日の食事での予防法を考えてみましょう。

これまでにもテレビでおなじみの、「野菜の○○は認知症予防の効果あり」とか報じられています。でも、実際にはさほどの結果は見られません。当然でしょう。野菜はクスリではない。野菜の中の薬効成分もごくわずかです。わずかな薬効成分が、たまに食卓の上る程度では、多くの期待ができないのも当然です。

だからといって、食事効果がゼロかとも決めつけられません。

食事は一日三回、それも数十年に及ぶ大事業です。簡単に効果ゼロとは決めつけられません。

ここにフレンチパラドックスなる言葉があります。フランス人は他の欧米諸国と同じく、肉食が多く、動物性脂肪の摂取も多い。その割に、狭心症や心筋梗塞、さらには脳梗塞も少ないといいます。

この謎解きのカギは、フランス人の愛飲する、葡萄酒のポリフェノールの影響らしいとなって、フレンチパラドックスと呼ばれるようになりました。

もちろん異論も反論もあるでしょう。でも、ポリフェノールの健康効果は認められています。

確かに一日三回の食事の積み重ね効果は大きい。第二次大戦後、我が国の食糧事情は大好転、アメリカに負けないほどの豊食国家になりました。

そのお陰でしょうか、短身族ニッポンは今や長身国に仲間入りです。

★緑茶を多飲すると認知機能の低下を防げる

さっそく、食事による名前忘れ予防法に戻りましょう。

手始めは、お茶からです。

お茶はふしぎな存在です。世界のいずれの国でも、お茶またはお茶らしきものが存在します。今回はお馴染みの緑茶から始めましょう。

石川県七尾市中島で、金沢大学神経内科学の山田正仁教授らの研究が、緑茶と認知症の関係を調査しました。

追跡期間は約五年。緑茶を全く飲まない群と、緑茶を多飲する群との比較です。

緑茶を全く飲まない群に比べて、緑茶を週に一～六回飲む群では、認知機能が低下する率が大幅に減ったと報告しています。

こうした報告をみると、認知症予防には緑茶も効果があると思われますね。

★バラエティーに富む副食重視の食事

次は主食と副食との関係です。特定の食品でなく、バラエティに豊んだ副食重視の食事を考えます

久山町研究では、緑黄色野菜や牛乳、乳製品、大豆、大豆製品などを多く摂取し、米や酒の摂取は少ない食事のグループのほうが、認知症の発症率も低かったと報告しています。

この調査は非常に面白い。特定の野菜とかの食品でなく、複数の栄養とそのバランスに目をつけたのです。

一般の日本式の食事法は、主食である米、パン、麺などの摂取量が多く、肉、魚、野菜などの副食の摂取量が少ない。

また、我々の主食としているご飯は、超便利な食材で、和食はもちろん、洋食であれ中華料理であれ、すべてに合うのです。

だから、どうしても主食が多くなり、副食が減ります。

これが落とし穴です。

摂取カロリーが一定でも、主食である米、パン、麺などの摂取量や酒量が多くなると、ビタミンやミネラルなど認知症の発症予防効果のある、他の食品の摂取量が減ってしまうのです。

わかりやすくいえば、「主食が多く副食が少ない」です。

食事療法の真髄は、栄養のバランスにあります。栄養素の種類の少ない主食が多く、栄養素の種類の多い副食が少ないならば、どうしても食事全体の栄養バランスが崩れてしまう。

つまり、単一食材の主食より、バラエティに豊む副食重視の食事のほうが、認知症予防にも記憶力回復にも効果あり、と分かった次第です。

報告は金沢大学ばかりでありません。九州大でも、国立長寿医療研究センター老年学・社会科学研究センターでも研究がなされており、良い結果を出しています。当然ですが、名前忘れも減るでしょう。

何病に限らず、一定の特定食の継続は、食べる本人も飽きるし、調理する側も苦労です。

そうした点を考慮してか、今回の研究や調査では、「バラエティに富み、栄養バランスが良い食事」が選ばれています。

特に「バラエティに富む食事」には重要な意味が潜んでいます。「これは脳のために良いから食べなさい」と決めつけられては、味を選択する余裕もありません。

同じ食材を食べ続けるとなると、飽きてしまう。すると食欲も減退気味になり、ついには高齢者特有の低栄養も発生しやすくなります。

バラエティに豊む副食重視の食事ならば、味も変わるし、飽きることも少ないでしょう。飽きることが減れば、食べ続けられます。食べ続けるうちに、認知症も高齢者特有の低栄養も防げます。

★一日二回の食事では明らかに糖質不足

この中で記憶しておいていただきたいのが、一日三度の食事の重要性です。脳のエネルギー消耗度は大きい。それだけに脳はブドウ糖の増減に敏感すぎるほど敏感です。わずか三分間、脳の血液が途絶えただけで、回復不能の損害を受けるほどであることは前にお話ししました。

そして脳へのエネルギー補給には、「絶えず」の言葉しか浮かびません。「絶えず」といっても、胃の容積や食欲の関係、肥満の問題もあるから、食べ続けているわけにはいきませんね。

こうして迷っている中で、「絶えず」とエネルギー補給のバランスを取っているものこそ、一日三度の食事です。

一日何回食事をするかは、食糧事情や習慣なども絡みます。または学問的に考える必要もあります。そして、一日二回か三回の問題が現在までつづいているのです。

学問的に見て、二回か三回かは目標で違ってきます。

胃腸派は胃腸を休めるためにも一日二回を唱え、一方、脳エネルギー派は一日三回説を重視します。

では一日二回食ではというと、明らかに糖質不足です。いかにして脳へブドウ糖を送るのでしょうか。

ここに糖新生というメカニズムがあります。糖新生を簡単にいえば、血中のブドウ糖量が低下したときに、肝臓でブドウ糖を作り出す仕組みのことです。エネルギー源として、中性脂肪など体脂肪が使われます。流行中の「炭水化物ダイエット」にも応用されているのです。

一日二回食の場合、糖新生というシステムを利用するのです。

ここでは、話題が脳ですから、食事を一日三回として、話を進めていきますが、一日三回ならば、ほぼ過不足なく、脳にブドウ糖を送り込めるのです。

★最重要は朝食

食事の中でも、最重要な食事は朝食です。

脳にはエネルギーの貯蔵装置がありません。しかも脳は大量のエネルギーを消費するのです。

極言すれば、朝食のエネルギーはお昼までに消費し、昼食のそれは夜までに消費し、夕食のそれは睡眠中に消費する。したがって、朝の脳はエネルギーゼロ近くの状態、ということになります。

ここでしっかりと朝食を取るか取らぬかで、一日の活動が決まるのです。特に「これは怪しいぞ」で衰えた脳では、朝のエネルギーゼロはきわめて大きい痛手となってしまいます。

また「これは怪しいぞ」を予防するにしても、朝のエネルギーゼロは大マイナスです。

いかに優れた自動車でも、ガソリンゼロでは動けない。まして脳神経細胞もやせ衰えた「これは怪しいぞ」脳では、死活に類する大事件です。

にもかかわらず、朝食を抜く人は少なくありません。その理由の多くは「起床直後には食欲がない」という。

そうでしょう。起床直後はまだ夜の継続で、胃腸は休息状態にあります。胃液の分泌も少ないし、腸の蠕動運動も不十分で、食欲のないのも道理といえるでしょう。

それでも、衰えた脳には朝食が絶対的に必要です。起床直後で食欲がないというならば、少なくとも朝食三〇~六〇分前に起床しましょう。

朝食までに三〇～六〇分間の余裕があれば、相当に目覚めの悪い胃腸も目を覚ますはずです。

脳は素直な器官ですから、必要とあれば、たとえエネルギーがゼロでも、肝臓を始めとして、あちこちからブドウ糖を借りてきて仕事をこなします。

しかし、あちこちからブドウ糖をかき集めること自体が無理で、苦労してかき集めたブドウ糖も保存型のグリコーゲンだから、燃料化するには時間もかかります。

やはり直接型のブドウ糖、要するに炭水化物を朝食から取るのが最高なのです。

朝食が必要なのは「名前忘れ」族ばかりではありません。若い受験生も朝食のあるとなしでは、合格率に差が出るといわれています。

★食べること自体にある脳活性化

また、食事は食べること自体にも、脳活性がこもっています。食欲もなく、食べることが苦痛になれば、脳活性はなくなり、認知症予防の可能性の高いビタミンやミネラルの摂取も大減少します。

食事は豊富な栄養素を取り込みながら、味を楽しみ、食卓の会話を楽しみ、脳を活性化する大事業なのです。

あれもこれも食べるから、特別食にならない。すると、食べる側もラクだし調理する側もラク。ラクがダブルになれば、実行と継続もラクになる。ラクがトリプルになれば、さすがの認知症も消えるでしょう。

食事の支度をする。この一事だけでも、新しい記憶や古い記憶が入り交じり、記憶力の海馬は大きく刺激されます。

食事に際して、まずは味をチェックしましょう。「おいしい」、「まずい」も脳への刺激です。おまけに、その料理についての思い出が浮かんでくれば、記憶の海馬もより刺激されて、記憶低下の予防効果がさらに増大します。

食事は偉大です。付き添いに食べさせてもらう食事でも、しっかり噛み味わいながら食べれば、脳内の感覚野の三割が活性化するといいます。

自分の手を使って食べれば、脳の活性化はさらに増加して、運動野の七割もが元気になるのです。

ここまでくれば、今晩の献立も変わるはずです。あれもあり、これもありの、副食たくさんの山海の珍味。そして楽しい食卓の会話もはずみます。

★一人ではなく複数で食べる大切さ

「楽しい食卓の会話」にも、大いなる予防効果があります。

九州大学二宮利治教授によれば

「一人ではなく、複数人と食事をすると、人との関わりがある生活が生まれてくる。また食事の内容に加えて、その調理の過程や食事をする環境なども、認知機能の低下を防ぐのに影響している」とのお話です。

こうして豊富な栄養と、楽しい会話が揃えば、食事も妙薬に変身します。

名前忘れが多発するならば、食事チェックも一案です。

5

血圧変動と糖尿病が脳血管性認知症につながる

★血圧が高いと脳内の細い血管をつまらせる

ご存知でしょうが、高血圧は血管型認知症の最大の危険因子です。認知症はまず①アルツハイマー型認知症②血管型認知症③アルツハイマー型認知症と血管型認知症の混合型、に分けられます。その他にも、いろいろありますが、ここでは省きます。

「高血圧は特に血管型認知症の最大の危険因子である。そして正常値に近づけるために、積極的な治療が必要だ」と言われるのは、東京大学病院老年病科秋下雅弘教授です。

高血圧は、脳梗塞、さらには血管型認知症への警告です。

血圧が高い。これだけの一事で、脳内のごく細い血管を詰まらせ、細小血管障害を生み出す。また、ちょっとフラッとしたときに起こりやすい、無症候性脳血管障害の危険因子でもあるのです。

さらには命拾いの一過性虚血脳症（数時間または二、三週間で回復する軽度の脳梗塞）にも関わります。

★脳の虚血状態は認知機能を低下させる

こうした一連の脳の虚血状態は、認知機能の低下と深く関連します。

当然でしょう。脳は体内一番の大食い器官です。大食いの意味は、血液に含まれる大量の酸素、ブドウ糖、その他の栄養分の消費です。

大食いは欠食にきわめて弱い。この原則は脳も同じ。「わずか二〇秒の酸欠で、脳神経細胞は参ってしまう」とは前にお話ししましたね。

酸素、ブドウ糖、その他の栄養分は、血液に溶けて血管を通って脳に達する。

高血圧や動脈硬化で脳の血管が超細くなったり詰まったりしたら、せっかくの酸素、ブドウ糖、その他の栄養分は脳に届きにくい。

脳神経細胞はたちまち悲鳴を上げる。その悲鳴のなかには、もちろん名前忘れもふくまれます。知的機能の低下も含まれます。さらに進んで、認知機能の低下となり、認知症の誕生も含まれるのです。

また、高血圧による脳虚血では、血中の酸化ストレスも亢進へとすすみます。血管のもっとも内側で最も重要な、「血管内皮」にも炎症が発生し易くなります。

「血管内皮」に炎症が生ずれば、血管の内面がボロボロになって、脳梗塞の発生の可能性も高まります。

★高血圧はアルツハイマー病の生みの親アミロイドβを産生する

また高血圧は、「脳のシミ」と呼ばれるのアミロイドβ産生にも関わっているとの報告もあります。

アミロイドβとは、アルツハイマー型認知症の生みの親です。「脳のシミ」と呼ばれるアミロイドβ産生が過剰に進めば、認知症の到来は必至になります。

高血圧は多くの疾患の中で、最多を誇る疾患です。それだけ、多くの人がかかわっているのです。

その最多の高血圧がアルツハイマー病を生み出すとあれば、多数の人に認知症の危険が迫るともいえます。多数の人の中には、あなたも含まれているのですよ。恐怖が全身を駆けめぐりますね。

★アミロイドβは脳内血流を妨げて記憶力を低下させる

アミロイドβはアルツハイマー型認知症を生み出すばかりでなく、他にもいろいろと禍根を残します。

アルツハイマー病の生み親であるアミロイドβは、脳血管を収縮(細くする)させ、脳内血流を妨げる。さらに脳血流の自動調節能までも低下させてしまいます。

血流こそ脳神経細胞への補給路です。その補給路が収縮し細くなっては、脳神経細胞に十分な酸素もブドウ糖も栄養も届きません。

「腹が減っては戦ができない」。脳神経細胞も空腹状態では、思い出したくても非常に難しくなる。燃料不足、エネルギー不足になると、記憶力まで低下するのです。

記憶機能が開店休業状態であれば、名前の思い出しもおぼつかない。言い換えれば、名前忘れは脳の空腹状態、ともいえます。こうした空腹が続けば、認知症に移行することは容易に想像されますね。

★血圧変動で脳血管が傷つき循環障害が認知症を招く

さらに追い打ちをかけるような、血圧の変動が現れます。

特に高齢になると、血圧の変動が顕著になります。ご存知の白衣高血圧も一例です。

その他にも、食事中の血圧低下もあれば、坐ったままでの立ちくらみ（低血圧発作）で意識を失うこともあります。急に振り返っても同様の変化が現れるでしょう。

逆に血圧の急上昇もある。ちょっとした興奮でも血圧はウナギのぼり。相撲やサッカー、高校野球のテレビ中継の観戦で、「それゆけッ」と応援しただけでも血圧急上昇。

こうした急激な血圧変動は、血管を直撃します。当然でしょうね。急激な血圧上昇で血管には大圧力がかかる、次の瞬間には圧力が下がって血管は緩む。縮んだり緩んだり繰り返しが始まります。

この繰り返しには、さすがの血管も参ってしまいます。

脳内でも、こうした血圧の変動が襲いかかります。脳内の血管は細く壁も薄い。遠からずして、脳血管は傷つき、循環障害を起こして、認知症を招くと容易に想像できます。

いずれにしても、「高血圧が認知症につながるぞ」と、知ることが重要です。

高血圧患者さんの多くは脳梗塞を心配します。もちろん結構。でも、認知症の存在も忘れてはなりません。

★糖尿病からの動脈硬化は、認知症の発症に影響

高血圧が東の横綱ならば、西の横綱は糖尿病です。両者には大差なく、同格

の悪です。

ご存知のように、糖尿病の行く末には動脈硬化があります。動脈硬化では血管が硬く細くなり、やがては詰まってしまう。この現象は脳にでも四肢にでも起きます。

糖尿病のために足を切断したとの、恐ろしい話を聞くこともあるでしょう。全ては糖尿病の動脈硬化現象が起因しているのです。

くどいようですが、脳血管は脳の栄養の補給路です。どんなに脳神経細胞が優れていても、空腹には勝てません。補給路を断たれた脳神経細胞は、意識・活力・欲求・行動などの、生きるための全ての活動力を失い、遠からぬ日に認知症にいたります。

こんな糖尿病を許せるでしょうか。

再々登場する久山町研究では、認知症患者の六～七割を占めるアルツハイマー型認知症について、糖尿病が重要な危険因子となっていると報告しています。

そして血糖値が高くなるにつれて、アルツハイマー型認知症の発症率が上昇することも明らかにしています。

糖尿病が、いかにして認知症を発症させるかの詳しいメカニズムは、いまだに不明の部分は少なくありません。

現在分かっているのは、糖尿病と関係の深いインスリンが、脳のシミであるアミロイドβ蓄積にも絡んでいるという説です。

つまり糖尿病によって血管が動脈硬化を起こすし、他方でアミロイドβが溜まる。これでは、老化脳もたちまちボケてしまいます。

また、糖尿病が進行し、糖毒が蓄積すると、神経細胞傷害が生じやすくなることは確認されています。

そこで、糖尿病の糖毒が、いかなるものかを、諸賢者のお知恵を拝借して、並べてみましょう。

(1) 糖尿病による高血糖状態や血糖値の急激な上昇で酸化ストレスが亢進し、

神経細胞の変性を来す。

(2)　糖尿病により生じた動脈硬化が、脳循環障害を生じ、アルツハイマー型認知症の発症に大きく関わる。

すなわちアミロイドβの産生を亢進させる。

(3)　高インスリン血症による神経保護作用が減弱する。

インスリン分解酵素はインスリン量の調節と同時に、アミロイドβの分解が遅延するであろうと推定される。

こうして並べてみると、どれをとっても嬉しくない話ばかりですね。

糖毒の魔力の前には、さすがの脳神経細胞も悲鳴をあげる。名前記憶なんぞはたちまち吹き飛んでしまう。まさに、恐るべし糖尿病。

やはり糖尿病改善も認知症予防の重要な一つ、という心構えが必要です。

★「糖尿病性認知症」は適切な血糖値管理で予防も治療も可能

学説と言うより、経験則として、全く新しい認知症が現れました。提唱者は、東京医科大学高齢診療科羽生春夫主任教授です。

同教授によると、こんな具合です。

「認知機能の低下を生じた患者さんの中には、血糖管理を適切にするだけで、注意力や遂行機能といった症状が改善する症例がある。既存の認知症とは異なる、新たに『糖尿病性認知症』として、認識すべきだと考えている。

糖尿病性認知症の患者さんは、糖尿病の罹患歴が長く、やや高齢で、大脳萎縮は認められるが、記憶の海馬の萎縮が軽度という特徴がある。

また注意力の障害が高度だが、症状の進行が緩やかな印象もある。

認知機能の低下を来たすものの、諸検査で確認すると、アミロイドβの蓄積といった、明確なアルツハイマー病変や血管性病変は認められない。

既存の認知症疾患で生じる病変を認められないことから、アルツハイマー型認知症や脳血管性病変の影響より、糖代謝異常に伴う神経障害が、認知機能低下に深く関連しているのではないかと、考えられる。

当院（東京医科大学高齢診療科）で、糖尿病を合併した認知症患者約二四〇人を連続的に調査した結果では、半数がアルツハイマー型認知症であり、約一五％が脳血管性認知症、そして約一〇％がこの糖尿病性認知症だった。

これまで、糖尿病性認知症の患者さんは、その多くがアルツハイマー型認知症と診断され、その治療が行われてきた。

糖尿病性認知症は、アルツハイマー型認知症ではない。そうした患者さんに、アルツハイマー型認知症の治療を行ったとしても、治療効果が得られにくいのは当然だろう。

糖尿病性認知症の発症には、糖尿病に伴い、脳のシミであるアミロイドβの仲間のタウタンパクが、大きく影響していると考えられている。

タウタンパクの悪影響が、糖尿病により加速されると、脳内にアミロイドβがさほど蓄積していなくても、タウタンパクの沈着が増加し、認知症の発症につながるのではないかと思われる。

要するに、タウの沈着が増加する前から、血糖コントロールを適切に行うことで、糖尿病性認知症の発症を防げる可能性が高いということである。

したがって、糖尿病性認知症こそ、『中年期からの徹底した血糖コントロールにより予防できる認知症』とも言えるだろう。

★血糖管理こそ認知症予防の決め手

認知機能障害が生じてからの、機能回復は非常に困難だ。

だが、まだ機能を回復できる見込みのある軽度認知障害の状態や、脳の神経細胞に傷害が起こる前であれば、適切な血糖コントロールによって発症を遅らせたり、予防することができるはずだ。

不幸にして発症後だとしても、血糖コントロールを適切にすれば、注意力や遂行機能といった、一部の認知機能が改善する見込みもある。

既存の認知症と混同するのではなく、明確な診断基準を確立し、コントロール可能な認知症として、治療法を見いだす必要があるのではないか」と。

少々内容が難しいので要約してありますが、要するに、血糖値が高く糖尿病と思われる場合に『糖尿病性認知症』という、新しい認知症が生まれたことになります。

そして、なにより嬉しいのは、「適切な血糖値管理で、『糖尿病性認知症』は予防も可能だし、治療も可能だという点である」と。

糖尿病は、高血圧に負けないくらいの多発病です。まさか糖尿病が認知症につながる、とは考えられないかもしれません。

しかし、糖尿病は甘くない。甘くないどころか、全身に、万病に悪影響を及ぼす恐ろしい病気です。糖尿病という極悪病が認知症という最悪病につながる。考えただけでも鳥肌の立つ思いです。

名前忘れの時点で、高血糖が分かれば、認知症予防も大いに進みます。つまり、軽度の記憶力低下である名前忘れの取り扱いと血糖管理こそ、認知症予防の決め手ともいえるでしょう。

名前忘れとともに、血糖値の管理にも、充分すぎるほどの用心が必要です。

★タウタンパクは異常性が起きると脳神経細胞を殺す

ここで、タウタンパクという聞き慣れない言葉がでてきました。簡単に説明しておきましょう。

タウタンパクは、アルツハイマー型認知症の原因物質の一つとされるタンパク質です。

中枢神経細胞に多量に存在し、神経細胞同士を接続している軸索の輸送機能を調節します。

なくてはならぬ重要な蛋白質なのですが、酸化などの異常性が起きると、脳神経細胞を殺すような被害を生みます。

そしてタウタンパクは、アミロイドβの蓄積がキッカケになって始まるとも推定されています。

さらに、アミロイドβとタウタンパクの間には、アミロイドβが増えるとタウタンパクも増える、逆にタウタンパクが増えるとアミロイドβも増える、という相関関係も推定されています。

★コグニサイズは脳の萎縮を抑制する治療体操

コグニサイズも聞き慣れない言葉ですね。内容は、体を動かすと同時に、脳の活動を活発化させ、認知症の発症遅延、症状改善を目的として、国立長寿医療研究センターが開発した、一種の治療体操です。

その効果はかなりのものです。

身体機能が余り衰えていないグループ群と、衰えている群とを比べてみる。結果は一目瞭然。身体機能が衰えていない群は、認知症発症の危険度が有意に低かったそうです。

お馴染みの久山町研究でも、六五歳以上の高齢者を一七年追跡調査しました。週一回以上の運動習慣がある人は、運動習慣のない人に比べて、アルツハイマー型認知症発症のリスクが有意に低下しています。

嬉しいことに、運動習慣はアルツハイマー型認知症を予防するばかりでなく、治療面でも、脳のシミであるアミロイドβの集積量が少なくなるとも報告されています。

また脳血流量も、運動によって大いに増加し、脳内代謝も増える。つまり栄養補給路の確保が良好になります。

運動の量と程度は、軽く息がはずむくらいになれば、有酸素運動となって、血中の脳由来神経栄養因子量が増加するといいます。もちろん、記憶の海馬の容積も増大する。記憶機能も改善することが確かめられてもいます。

★脳と体を同時に使うコグニサイズ

コグニサイズの特徴は、体と脳を同時に活発化する点にあります。方法も、工夫次第で、さまざまな種類が生まれます。

例えば
●数字を数えながら、リズムにあわせてステップを踏む
●計算やしりとりなどをしながら歩く
●床に書いた升目を使って足踏みする
●名前の思い出しや会話を楽しみながらのサイクリングや散歩をする
●などが考えられますね。

コグニサイズの特徴は、脳と体を同時に使うことにあります。

ここで、桜美林大学老年学総合研究所の鈴木隆雄所長のお言葉を借りしましょう。

「運動だけでは認知症予防の効果は弱い。運動に加え、認知機能トレーニングやコミュニケーションの増加などの、複合的な生活習慣や環境の改善を取り入れることが、認知機能の低下を防ぐためには必要になる」といわれます。

コグニサイズの実際的な効果を見てみましょう。

コグニサイズを隔週で九〇分、六カ月間実施したところ、各種の認知機能・記憶機能が向上した。さらには脳容量測定により、脳の萎縮の進行抑制も確かめられたとあります。

脳と肉体は車の両輪です。脳は肉体に指令を出し、肉体は筋肉を動かすことによって生じた刺激を脳に報告する。その刺激は覚醒刺激となって、脳を奮い立たせる。

効果はきわめて大きい。

そのためにも、両輪が揃って働くことが要求されます。両輪が揃って働けば、脳も筋肉もさらに活性化して、認知症など蹴散らしてしまうでしょう。

といっても、効果を急ぐあまりのハードすぎる運動は禁物です。「急がば回れ」です。

運動はソフトをもって良しとします。ただし、全身を使い、軽く息がはずみ、脈拍数がやや上昇する程度が望ましい。

また、認知機能トレーニングの話題もやさしすぎては、脳を使う意味がありません。逆に難しすぎれば、実行と継続がなくなる。

たまに間違える程度が最適とされています。

「このごろ、お野菜が高くなったのよ。なぜかしら」

「天候のせいかな」

「天候のせいって、何かしら」

「ほら、地球温暖化って、聞いたことがあるだろう」

「中国やアメリカの炭酸ガスの出し過ぎの話？」

「また、なぜなぜ病が始まったな」

こんな調子で、質問的な会話の繰り返しを続ければよいのです。

★コグニサイズの真価を発揮する健康歩行＋おしゃべり

コグニサイズが効果を生むか否かは、実行と継続にかかっています。そして実行と継続におしゃべりが加われば最高。

楽しいおしゃべりほど、脳を活性化するものはありません。政治評論から物価の話、嫁の悪口やご近所のうわさ話、加えていらざるお世話焼きもあれば完璧です。

嫁の悪口は「人の不幸は蜜の味」につながります。うわさ話は、他人の秘密を暴くようで探偵根性が大満足。ともに強力なストレス解消法。

もともとおしゃべりは、最高ランクのストレス解消法です。また認知症はストレス病でもあります。

いくら認知症のストレスが頑張っても、最高ランクのストレス解消法のおしゃべりにはかないません。

お散歩中のおしゃべりは、コグニサイズの塊のようなものです。他人の不幸を同情するような振りを楽しんだり、こちらのストレスをはき出したり、おしゃべりの効果は絶大です。

黙って三〇分の健康歩行なんてもったいない。健康歩行＋おしゃべりならば、コグニサイズの真価を発揮します。是非ともお試しください。


理論的にも体験的にも、これまでの治験を見ても、コグニサイズは有効です。だが実行と継続がなければ、画に描いた餅にすぎません。せっかく有力な予防法を目の前にして、画餅に終らせるのは、いかにも残念です。

コグニサイズに限らず、理論や知識に酔わずに、実行と継続に励んでください。

6　危険因子の排除は若年から始めよう

★後天的な原因〈糖尿病・高血圧・肥満・不活動〉は努力で改善できる

認知症は治らないかもしれない。でも、その発症を遅らせ、天寿を全うするならば、認知症知らずで一生を終えるのも可能です。

そこで、国立長寿医療研究センター予防老年学研究部の島田裕之部長のお知恵を拝借して、話を進めます。

まず認知症の治療剤の完成はあるのでしょうか。

現在は明解な答えはありませんが、遠くない日には生まれるはずです。

近年認知症について、いろいろな後天的な原因も見受けられています。これらの原因の排除や予防を心掛ければ、認知症のない日もそう遠くないでしょう。

では、後天的な原因とは何でしょう。

一般的には、糖尿病や高血圧、肥満、身体的不活動などがあげられます。これらの原因をよく見てください。どれも遺伝のような、逃れられないものではない。努力次第で、いくらでも避けられるものばかりです。

つまり糖尿病や高血圧、肥満、身体的不活動などが改善されれば、毎日の生活が快適になる。

わかりやすくいえば、病気の塊りのようだったヨタヨタじいさまやヨロヨロばあさまから、ヨタヨタ、ヨロヨロが消えるのです。そして、健全な身体を授かると同時に、頭脳明晰な現役老人が誕生するわけです。

最近の研究では、後天的危険因子が、認知症の発症に強く関与していることも分かってきました。

中年期から早めに、これらの危険因子をコントロールできれば、ボケ知らずで天寿全うも夢ではなくなります。

しかも、こうした考え方は、単なる思いつきでなく、一定の見解として、まとまりつつあります。まさに認知症予防時代の到来です。

また、これらの危険因子の排除や予防は若年から始めるべきです。

若年期では、多くの場合、認知症の姿は見られないし、病気に対する抵抗性も強い。だからこそ、早期に始めるべきなのです。

でも、安心は禁物です。

アルツハイマー病では、脳内に原因が芽生えてから、発症までに二〇〜三〇年もかかると言います。

七〇歳でアルツハイマー病が発症したならば、その原因は五〇歳ごろに芽吹いたわけです。

現代の五〇歳は昔の五〇歳と違います。現代の五〇歳は、ようやく青年期を卒業したばかり。ちょっと古びた「はなたれ小僧」です。

このはなたれ小僧の時期に、アルツハイマー病は芽生え始めるのです。油断も隙もあったものではない。

幸いに、極悪病のアルツハイマー病でも、その芽生えの頃は弱体です。弱体時期に責め立てれば、強敵といえども降参するでしょう。

★親が八〇歳未満で認知症になった場合、子どものリスクは一・六倍に

また遺伝という問題が残っています。

認知症と遺伝について、こんな報告があります。

米ハーバード大学とオランダのエラスムス医学センターの合同チームからの報告です。

「親が認知症になると、子が認知症になるリスクは、一・六倍も高くなる」というのです。

少々大げさのようですが、やはり心配になります。もう少し詳しく見ること

にしましょう。

研究結果を要約すると、次のようになります。

まず「親が認知症になると、子が認知症になるリスクが、親が認知症でない人に比べて、六七％高まる」とあります。

さらに、親の認知症の発症年齢もからみます。

「親が八〇歳未満で認知症になった場合に、遺伝率が非常に強くなり、子どもが認知症になるリスクが一・六倍に高まる。

逆に、親の認知症発症年齢が八〇歳以上であった場合は、子どもが認知症になるリスクは一％しか高まらず、ほぼ無関係になる。

おまけに、親が認知症になった場合の子どもの発症に、男女差は影響はなかった」となっています。

もっと分かりやすく言えば、親が八〇歳未満の比較的若い年齢で認知症になった場合には「遺伝的影響」がみられ、親が八〇歳以上の高年齢発症の場合はあまり関係なし、となります。

となれば、親に八〇歳以上で、認知症にならず、せいぜい長生きをしてもらいましょう。そのためにも、せい一杯の親孝行が必要になりますね。最近では親不孝族が増えているから、ご用心ご用心。

★親の認知症の遺伝を心配する前に、一五分の散歩の習性を

さらに研究チームは、興味ある発表もしています。

対象者の脳を精査したのです。

「遺伝の要因は不明だが、脳灌流の低下や大脳白質病変や微小脳出血が関係しているようだ」とも報告しています。

脳灌流の低下とは、脳循環低下のことです。

再々話しているように、脳循環が減ると、脳のすべての機能が低下します。

機能低下した脳に、いくら「ボケるな」と、かけ声をかけても無駄です。「腹が減っては戦ができない」の原則が働くためです。

逆から見れば、脳灌流（脳循環）低下が認知症の要因であることも証明されたわけですね。

ちなみに大脳白質とは、「中枢神経組織の中で、神経細胞（ニューロン）の細胞体に乏しく、主に神経線維が集積し走行している領域」です。

脳組織の断面を肉眼的に観察すると、明るく光るような白色の部分と、白質よりも色が濃く、灰色がかって見える部分に分かれます。前者が白質で、後者が灰白質です。

白質は脳神経細胞本体より、枝の部分にあたる樹状突起や軸索などの神経線維が非常に多く、主に情報の伝導路として働く。

灰白質は白質の逆で、神経線維より神経細胞体が非常に多く、神経細胞本体から延びた多数の樹状突起で集めた情報を、最終的に判断して処理する。

処理された情報は、前頭葉に届けられ、知恵となり理性となって、高度な知的活動に参加するのです。

本題に戻りましょう。

老化や心臓機能の低下によって、脳灌流（脳循環）低下が起きると、脳神経細胞に機能障害や細胞死が発生する。言い換えれば脳神経細胞が空腹のために満足に働けない、または餓死する。

餓死まで行かなくても、働けないことの影響は、実に大きい。

大脳白質は神経繊維が集中している部分だから、ここが血液不足になれば、脳の知的ネットワークがやせ細り、情報伝達の停滞が生じ、知的作業の老化現象が始まる。もちろん、脳卒中や認知症の原因にもなります。

認知症の遺伝を調べていくと、意外に救われるような説も現れてきます。

滋賀県立成人病センター老年神経内科の松田実部長は

「親の認知症が高い確率問題で、子供も認知症になる事実は存在するが、数としては非常に少ない。

また多くの認知症には、はっきりとした遺伝性は認められない」と否定的です。

さらに加えて、

「確実ではないが、その確率は脳卒中の遺伝率程度だろう。

寿命が八〇歳を超えるのが現状である。そうしたなかで、親や親戚に認知症がない人のほうが珍しい。あまり遺伝を気にする必要なし」とも加えてくれます。

さらに、「認知症の遺伝問題はあまり心配しないほうがよろしい。その『心配ない』を実現するためにも、高血圧、糖尿病、血管病・脂質異常、肥満などの危険因子をコントロールすることが重要になる」と言われるのです。

親が認知症だからといって、親を責めるなかれ。責める前に、一五分の散歩習慣でも心がけるほうが得策です。

★軽度認知症の時点が回復の絶好のタイミング

認知症は治るだろうか。残念ながら、多くの答えはノーでしょう。だが、難治・不治の認知症も、ある「絶好のタイミング」によっては、答えがイエスに変わることもあります。

認知症が治るとは、いかにもショッキングな話であり、嬉しい話です。

さて、その「絶好のタイミング」とは、いつなのでしょうか。

日本医師会雑誌「老年期痴呆診療マニュアル」には、こんな記載があります。「痴呆とまでいかなくても、知的機能低下は老年者に非常に多く、これが認知症の裾野を形成している。

この中には将来アルツハイマー型痴呆症や血管性痴呆になる途中の段階のものとか、正常老化でも頭を使わないことによる廃用症候群が加わったものなど、いろいろが含まれている。

痴呆になってからでなく、この段階でできるだけ痴呆化を防ぐことが大切である。

特に廃用症候群の加わったものでは、頭を使う訓練により知的機能の回復が期待できる。（原文のまま）」と。

「痴呆とまでいかない、知的機能低下」とはなんでしょう。

これが即ち軽度認知症です。そして、私の言う「絶好のタイミング」こそ、軽度認知症の時点なのです。

ここで改めて、前出の日医雑誌の文章を見てください。

現在、使われていない「痴呆」が、堂々と使われている。ということは、かなり以前に発行された書籍であることがわかります。

書籍の古さを問題にしているのではありません。「認知症も軽度ならば完治の可能性が高い」という事実は、最新情報でなく、かなり以前から知られていたのです。

にも関わらず、我々は見落としていた。知っていても目を閉じていた。その罪は実に大きい。罰として、今日の認知症大増加に苦しんでいるのです。

だが、今からでも遅くはありません。決して遅くない。

認知症は治らないと諦めてはいけません。諦める前に、「顔は覚えているが、名前が出てこない」程度のうちに、本書に書かれた方法を、ぜひとも実行し継続して認知症を防いでください。

★「顔は覚えているが名前が出てこない」ときが厳重注意期

次に、軽度認知症の正体に迫りましょう。

軽度認知症は認知症の前駆症状です。そして、こんな形で現れます。

最も多く現れるのが、人の名前や品物の名前の忘却。つまり、あれこれ症候群の増加です。

「顔は覚えているが名前が出てこない」は、誰にでも現れる症状だけに、軽視されやすい。その軽視が、絶好のチャンスを見逃すのです。

また同様に「あれこれ症候群」も、おふざけか、お笑いのネタ程度に扱われることが非常に多い。

「顔は覚えているが名前が出てこない」や「あれこれ症候群」がたびたび現れるようになったら、厳重注意です。注意がなければ、絶好のタイミングや回復のチャンスを見逃すことになります。

また意欲の低下も顕著に現れます。何事についても、「明日にしよう。後でしよう」になる。これが意欲の低下の第一歩です。

★「意欲の低下・面倒」を排除しよう

私は、認知症老人に見られる精神症状で、最多のものこそ意欲の低下だと思っています。

他の精神症状に比べても、飛び抜けて多い。約五〇％にも及ぶというのですから、思いっきりの飛び抜けです。

意欲の低下も、よくよく調べてみると、名前忘れと縁が深いのです。

名前忘れの大きな原因は、名前を思い出すのが面倒だからです。努力不足からです。

すぐに「忘れたっ」と、切り捨てる。そして「誰だっけ」と他人の記憶を借りたがる。この「借りたがる」が顕著になれば、「振り返り症候群」となって、認知症診断の一項目になります。

振り返り症候群とは、診察室などで質問されると、「これこれだったね」と付き添いの家族に振り返り、家族の知恵を借りたがる現象です。

「振り返る」、「借りたがる」の思いはただ一つ。思い出す努力が面倒だからです。面倒でも思い出さねばならぬ。そこで家族の記憶を借りることになる。

振り返り症候群については、記憶低下の不安もあるでしょう。不安だからこそ、振り返って、家族の記憶で確かめたくなるのでしょう。

理由や原因は多々あるでしょうが、面倒が主流であることは確かです。

思い出すのは面倒な名前ばかりでありません。記憶のすべてに絡みます。

人間の記憶の思い出しは、芋づる方式です、思い出に到達するまでは、どうしても芋づるをたぐらねばなりません。

この「芋づるをたぐる」のが面倒になれば、思い出しも不可能になります。

こうした状態を「記憶力低下」といい、脳神経細胞の衰えと決めつけます。

★面倒退治の第一歩こそ、名前忘れを防ぐ訓練を重ねること

しかし、記憶力低下のすべてを、脳神経細胞の衰えに押しつけるのは、無理があります。記憶の海馬があまり衰えていなくても、「芋づるをたぐる」ことが面倒になれば、思い出せなくなるからです。

もっと正しくは、記憶力低下のほとんどは、この「面倒」に隠れているのです「芋づるをたぐる」ことが面倒なら、思い出すのも面倒。これでは記憶も回復しませんね。

面倒退治の第一歩こそ、名前忘れを防ぐ訓練を重ねることです。

自分自身も周囲の人も、「たかが、名前忘れくらい」と軽視します。その心が努力を妨げ、意欲の欠落を生むのです。

意欲の低下は、認知症の全てに現れ、しかも長年続く症状です。さらに「治

ろう」の努力までも崩壊させてしまいます。

名前忘れも意欲の低下も、軽度認知症が必ず現れる症状です。軽度認知症の発見の糸口にもなります。

軽度認知症は軽度だから、発見がむずかしい。専門家でも迷うことがしばしばなのです。そうした専門家が目印とするのも名前忘れや意欲の低下です。

★軽度認知障害の四六%は正常に復帰できる

軽度認知障害は認知症の前駆状態であると同時に、真性の認知症になる危険性を大きくはらんでいます。

軽度認知障害を有していても、その後に正常へ回復した例は少なくありません。

豪州シドニーでの縦断研究では、健忘型軽度認知障害の高齢者で、二年後に

認知障害がない状態に回復する率は、

〔多重領域に問題がある場合は一〇・九％
単一領域の場合は四四・五％〕

と報告しています。

ここでわかりやすく、多重領域と単一領域の説明をしておきましょう。

認知症の症状は、中核症状として、記憶力の低下、見当識の低下、意欲の低下と並びます。つまり中核症状はいろいろあるわけです。そのいろいろが多重領域なのです。

さらに認知症の暴言、不潔行為、徘徊などの周辺症状が加われば多重領域はより広がります。多重領域とは複数の症状を持つと考えれば、よいでしょう。

そして単一領域とは、ただ一つの症状を意味します。多重領域は重症、単一領域は軽症とも考えられます。多重領域の快復率は一〇・九％、軽症の快復率は四四・五％の数字を見ても理解されるでしょう。

さらに愛知県大府市の六五歳以上の住民約四二〇〇人を四年間追跡した調査でも、

軽度認知障害と判定された約七四〇人のうち、

一四％は認知症に進み

四六％は正常に復帰した

とあります。

この報告は、重要なことを示唆しています。

認知症を予防するには、いち早く軽度認知障害を発見し、早期に予防を開始することが重要と解釈されるのです。

「認知症もグッドタイミングさえキャッチすれば回復する」という、嬉しい報告です。

7

大切なのは「強い意思と意欲」
そして「実行と継続」

★治すも予防もあなたが始めること

話を始める前に、二つの重要事項があります。

一つ目は、名前忘れを治そう、認知症を予防しようという、強い意思と意欲を持つことです。

治すも予防も、あなたが始めるのです。そのご当人に意思と意欲がなければ、決意が生まれません。決意がなければ挫折も当然です。挫折すれば、後は言うまでもないでしょう、認知症の餌食になるだけです。

二つ目は、実行と継続です。理屈を言わず、ただをこねずに、実行と継続。実行と継続なくしては、予防の効果は上がりません。

「数カ月も続けているが、効果はゼロ」でも続けます。「効果ゼロ」に見えても、脳内や体内では、かなりの変化があるはずです。ただ、その変化ははっきりと見えないだけです。

予防するほうが疲れた時は、認知症だって弱っているはずです。もう一押しで完全勝利です。このときの「もう一押し」が途切れたら、勝利は認知症に上がり、あなたは底なし地獄に落ち込むのです。

本題に戻りましょう。これから、具体的な予防法の始まりですここで、わざわざ「具体的」という言葉を入れました。理由は、これまでの予防法があまりにも抽象的過ぎたからです。

残念ながら四、五〇歳を超えると、脳の衰えを実感します。抽象的な予防法に、もう一歩迫って中身を知る思考力が衰えるのです。

実例をご披露しましょう。

「生き甲斐を持て」です。この言葉が健康講演に登場する講師の先生が約束のように口にします。

ところが講演に参加した皆さんは、言葉として理解できても、その実体が分からない。

「生き甲斐って、どこのお店で売ってるの」という程度の理解度です。

高齢者の思考力や理解力は、想像以上に低下しています。年齢的に仕方のないことで、残念ですが事実です。

この衰えた思考力には抽象的すぎる「生き甲斐を持て」は、言葉遊びを超えて、残酷です。

だからこそ、ここに「具体的」という言葉を入れたのです。

★脳神経回復には「面白い」「まあ面白い」が決め手

四、五〇歳を超えると、記憶力も低下気味になり、焦りが増える。そして怒りっぽくもなる。

焦るから、家電器具の取扱説明書などの、細かい文章を読むのが、面倒くさくなる、億劫になる。得意だった英語も遠ざける。英単語を忘れたことは情けないが、辞書で調べる気も起きない。

何しろ億劫なのだ。面倒なのだ。

これらの現象は、すべて脳の衰えの証拠です。

でも脳の衰えだと分かっても、慌てないでください。これからお話しする予防法で、しっかりと回復するからです。

まず予防法を、「面白い」「まあ面白い」「面白くない」の三段階に分けます。

そして選択するのは、「面白い」と「まあ面白い」です。

「面白い」と「まあ面白い」の仲間には、「楽しい」もあります。

「面白くない」は理論的に納得できても捨てます。

「優れた理論の予防法を捨てるとは、いかがなものか」との疑問もあるでしょう。

理由は、脳神経細胞の増加が期待できないからです。

老化脳では脳神経細胞の数も減り、脳神経細胞の作る情報ネットワークも、枯れ木のように朽ち果てはじめます。

しかし脳神経細胞の数が増えれば、脳神経細胞の機能もネットワークも回復します。減りゆく脳神経細胞を回復させることが、第一選択になります。

そして最重要の脳神経細胞の回復には、「面白い」「まあ面白い」が決め手になるのです。

★運動も面白くなければ効果はない

運動は賢脳作りになくてはならないものです。でも、いやいや運動では効果が上がりません。

ある実験をお目にかけましょう。

実験ラットで、脳神経細胞増加の状態を調べたものです。

実験ラットは水を嫌います。わかりやすく言えば、水泳が苦手なのです。この苦手を利用して調べました。

いやがる実験ラットを、水槽に入れて無理やり泳がせます。ラットは泳ぐどころか、とんだ水難で、もがき苦しみます。

この時の実験ラットの脳神経細胞は、水泳という運動をしたにも関わらず、ほとんど増えません。

賢脳の決め手とまで言われた運動が、ほぼ無効だったのです。

理由は、もがき苦しむイヤイヤ運動にあります。実験ラットにとって、水泳は嫌な運動で、大きなストレスです。大きなストレスと戦うのが精一杯で、脳神経細胞増加まで手が回らないのです。

この実験からも、「面白い」「まあ面白い」の効果がはっきりします。

「オレだって、水風呂にたたき込まれれば、機嫌も悪くなるだろう」と言われる人は、次の実験を見てください。

実験ラットを飼育する場合、一匹でなく、複数にすると、記憶の海馬の脳神経細胞の増殖率が増えたとの報告が、アメリカのプリンストン大学からなされています。

複数飼育はすなわち群れであり、群れの中は安全で、心地よく、「面白い」「まあ面白い」の生活です。その効果が現れて、記憶の海馬の脳神経細胞が増えたのです。

★単独より複数で、さらにオスメスのほうがいい

実験は、さらに続きます。

同じ複数飼育するなら、オスメスにしてみようとも考えました。結果は上々。オス同士の複数飼育より、優れた結果が出たと報告しています。

やはり「色」の道は実験ラットでも同じなのですね。実験ラットにとって、ゴツゴツしたオス同士の生活より、柔らかさ、暖かさ、優しさのあるオスメス生活のほうが心地よく、「面白い」「まあ面白い」が多いのでしょう。「妻をめとらば才たけてみめ美わしく」は、実験ラットの世界でも生きているのです。「妻は才たけてみめ美わしく」、「夫は才たけてたくましく」のカップルならば、毎日が「面白い」し、少々下っても「まあ面白い」ですめば、脳神経細胞も増えるはずです。

「オレだって、水風呂に〜〜」と寝言を言う方に一言。確かに水風呂は辛いでしょう。でも、その後で、奥様の優しいタオルが待っているのですよ。「物好きはそのくらいにして、カゼを引かないように、タオルでよく拭いて」と言われれば、ご機嫌も治ってニッコリ、その瞬間から、脳神経細胞は増加を始めます。

これらの報告を基に考えれば、「面白い」「まあ面白い」の予防法には効果があり、「面白くない」では効果の少ないことが分かります。

認知症ではなおさらですが、名前忘れでも、その予防法は長期に及びます。数カ月どころか、数年にも及びます。

その間、「面白くない」では「嫌になった」となり、中止になるでしょう。予防法が中止になっても、認知症の進行は中止にしてくれません。逆に、予防法の中止をこれ幸いと、進行速度を速めるでしょう。

予防法が「面白い」、「まあ面白い」のランクであれば、毎日の連続になって、積み重ねの効果は絶大なものになります。

予防法のコツは、方法が簡単で実行が容易であることです。そうであれば、実行と継続も可能になり、絶大な効果を生むのです。

★実行と継続をじゃまするものは意欲の低下

実行と継続を最初に提案したのは私です。

医療の専門家である医師でも、「A案は理論的に優れている」とか「B案は新しい考え方だ」とかを中心にして、実行と継続を重視していない。重視しているとしても、「動機付け」とか「習慣にする」とか程度で、お茶を濁しているくらいです。

いかに理論が優れていても、実行と継続がなければ、絵に描いた餅に過ぎません。実行と継続があってこそ、予防法が生きるのです。

実行と継続をじゃまするものは、意欲の低下です。低下した意欲をよみがえらせる予防法、回復法は、方法が簡単で実行が容易であることです。そこに「面白い」、「まあ面白い」が加われば、確実な効果が生まれます。

確実な効果を求めるならば、「面白い」、「まあ面白い」の予防法を選ぶことです。

★面倒を克服するものこそ意欲

認知症予防法の最大の敵は意欲の低下です。「面白い」、「まあ面白い」の予防法を、「面白くない」のレベルに引きずり下ろすのも意欲の低下です。

また記憶力低下にも、意欲の低下が深く関係します。

前にもお話しした通り、記憶は芋づる方式です。思い出すためには、どんなに面倒でも記憶の芋づるをたぐらなくてはなりません。

意欲の低下は面倒を非常に嫌います。「ああ面倒だ。後にしよう」となって、記憶の芋づるをたぐらなくなります。

本当は記憶力低下でないかもしれない。単に記憶の芋づるたぐりが面倒なのかもしれない。いずれにしても思い出せなくなれば、記憶力低下になります。いかにも損ではないですか。本当は記憶力が頑張っているのに、「面倒」が邪魔して、記憶力低下と判定される。確かに邪道です。

しかし、実際によく見られる事象なのです。

面倒こそ記憶回復の最大の障害です。その面倒を克服するものこそ意欲です。

何事も面倒がらずに、挑戦することが重要です。

★精神面改善に役立つものは、やる気満々に見える姿勢

記憶の芋づるをたぐるのは、たしかに面倒です。でも、これなしには、思い出しは成功しないし、記憶も戻りません。

物忘れ改善の早道は、意欲の回復です。

だが、これが一番難しい。でも、名前忘れ防止にも、記憶力回復のためにも、

避けて通れない門なのです。

そこで、こんな工夫はいかがでしょうか。

精神面の改善に役立つものに、姿勢があります。

私はかって『背骨健康法』という本を書きました。その本の中で、現在忘れられた「気を付け」を取り上げました。

私の小学・中学時代は太平洋戦争の最中でした。軍国調で、「気を付け」の号令が盛んに叫ばれたものです。

「気を付け」とは旧国軍の「不動の姿勢」からのものです。「不動の姿勢は、内に精神充溢し、外厳粛端正ならざるべからず」とあります。

気力が充満すれば、やる気が起こり、意欲の低下もなくなるでしょう。さらに嬉しい点は、「外厳粛端正ならざるべからず」です。

わかりやすく言えば、「心にやる気がわけば、外見もカッコいい」ですね。

人間は外見で九九％決まるとも言います。胸を張り、しっかり立てば、それだけで、「やる気満々で、カッコいい」となります。「やる気満々で、カッコいい」と見なされれば、人間関係も良好になり、仕事もはかどります。

何より嬉しいのは、「やる気満々」です。「やる気満々」すなわち意欲の向上。意欲が向上すれば、実行と継続はさらに容易になる。そして認知症も名前忘れも防げます。

★「気を付け」の姿勢でしっかり立てば緊張が脳を覚醒させる

論より証拠、試しに、胸を張り背筋を伸ばして、しっかり立ってみてください。「気を付け」の姿勢をするのです。

すると、体中の筋肉がほどよく緊張しているのが分かります。同時に、気分も緊張というか元気というか、なにか改まった気分にもなります。

この時点で、意欲の低下も止まり、やる気もわいてくる。

「体型は心の容器」という言葉があります。

体型すなわち姿勢が衰えれば、心も衰える。

高齢者の姿勢を見てください。ほとんどの老人は、膝を軽く曲げ、腰を落とし、背中を丸め顎を突き出すの姿勢です。

この姿勢からは、元気のかけらもやる気のかけらも、感じられません。

ところが、気を取り直して「気を付け」の姿勢をします。曲がった腰を伸ばすだけでも、高齢者も若々しく映り、同時に意欲や気力を取り戻します。

これぞ「体型は心の容器」の魔法です。そして認知症と戦う力も、忘れを防ぐ力もわいてきます。

姿勢を直すだけで、これほど力がわいてくるのには、ちゃんとした理由があります。

しっかり立てば体中の筋肉が緊張します。その緊張は脳にフィードバックされて、覚醒作用となります。脳が覚醒されれば、脳パワー全体が張り切りだして、意欲もわいてくるでしょう。

また、気を付けの姿勢では、背筋を伸ばして胸を張ります。ということは胸郭が広がるので、取り入れる酸素の量も増える。酸素が大量に取り込まれれば、酸欠に弱い脳神経細胞も元気になる。そして意欲もわいてきます。

正しい姿勢は、精神構造を変える仕組みがあるのが分かりますね。

予防法に飽きて疲れたら、是非とも「気を付け」の姿勢を思い出してください。

★知識は充分でも、実行と継続がなければ効果がない

わたしは過去三〇年以上も健康問題、特に認知症問題の講演活動を続けています。その活動で知り得たことは、日本人はせっかく得た健康情報を生かそう

としないし、実行も継続も不足しているという事実です。

どの講演会場でも、参加された皆さんは熱心に聞き入り、ノートまで取っています。だから知識への意欲は満点。しかし、その知識を生かす実行と継続がないのです。

講演後も気に掛かり、関係者におそるおそる

「私が話したことを、皆さんは実行しておられるでしょうか」と尋ねました。

答は絶望的。

「講演は非常に面白かったしタメになった。でも、実行が続かなくて」と、頭をかく有様です。

つまり、知識は充分だが、実行と継続がない。これでは認知症も増え続けるでしょう。

そこで私は講演の内容を全面的に変えました。実行と継続を最重要し、かつ容易にするため、毎日のごく平凡な生活行動にプラスアルファして、健康効果

を上げようと試みたのです。

毎日の、ごく平凡な生活行動ならば実行は容易です。プラスアルファしても継続可能でしょう。

こうした講演は現在も続けています。

8

日常生活でできる脳活性化のための習慣

★歩行速度を無理のない程度に速める

多くの認知症予防の本には、必ずと言ってよいほど、運動の必要性が書かれています。

ところが世の中は広い。運動嫌いな人はかなりいます。運動嫌いの人は必要だと分かっていても、取り組もうとはしません。

嫌いな人に、好きになれというほうが無理なのかもしれない。しかし、やらなければボケるのです。

そこで、運動嫌いの人には、こんな工夫をしてみました。

人間は好き嫌いの別なく歩きます。歩かなければ、毎日の生活すらままなりません。そうでしょう。歩くから会社にも行けるし、歩くから毎日の食事の支度もできるのです。

この毎日の歩きを応用して、認知症予防を考えましょう。

一日一万歩は、夢の物語です。できない相談はやめましょう。すぐに挫折して落胆する。挫折は大きな負担になって、自信を打ち壊し、意欲の低下をもたらします。

そこで、歩き方を少し変えてみましょう。方法は二つあります。

第一の方法は、歩く速度を変えるのです。全歩行を変えると、すぐに疲れます。疲れれば、歩行運動も中止になるでしょう。

まず、歩行速度を無理のない程度に速めます。少しでも疲れたら、遅いペースに戻します。疲れが回復したら、再び歩行速度を上げます。

つまり、ゆっくり歩いたり、速足で歩いたりの繰り返しです。

この緩急を混ぜた歩き方は「インターバル歩行」と呼ばれて、かなりの優れものです。

インターバル速歩については、信州大学大学院医学系研究科の能勢博教授が詳しく研究されておられます。

二〇〇三年から現在まで、六二〇〇人の中高年者を対象としての研究調査です。

肥満解消、筋力アップ、高血糖や高血圧の改善などの効果が明らかになっています。

筋力アップ、高血糖や高血圧の改善とくれば、次には認知症予防も加わります。筋肉が強化されれば、筋肉内にある「筋紡錘」という知覚神経の末端が刺激されます。

その結果、前出のように、脳覚醒作用となって、全脳を目覚めさせる。認知症予防も可能になります。

「でも、速くしたり遅くしたり、面倒だ」とダダをこねる人には、短時間の軽い速足歩行もあります。

二〇一四年筑波大学大学院人間総合科学研究科の征矢教授らは、心拍数で一分間九〇～一〇〇ぐらいの軽い運動でも、効果があることを明らかにしました。
一日一〇分、速く歩くと、二週間で脳神経が増え、六週間で認知機能自体が向上することが分かったといいます。

★足の親指を意識して歩く

本来は、「足の親指に力を入れて歩く」です。「足の親指に力を入れて歩く」とは、親指で蹴り出すわけですから、歩幅も広がり、歩行速度が速くなる。それだけ運動効果も上がります。

しかし、一歩一歩足の親指に力を入れて歩くのでは、生理現象に逆らいます。歩行は随意運動ですが、無意識のうちに歩くことが行われるからです。

無意識を意識することは反生理作用的です。長続きしません。長続きがなくなれば、運動効果は大幅に低下します。

でも、「足の親指に力を入れる」でなくて「入れたつもり」にします。その「つもり」も毎回でなく、思い出したら「ここに親指があるぞ」程度で十分です。これも難しければ、「足の親指の存在を意識して歩く」でよいのです。

こうして「親指の存在を意識する」を加えると、知らぬ間に、歩幅が広くなり、歩行速度が速くなる。もちろん、運動効果も上がります。

さらに、親指の効果で、腰を押し出すようになるため、姿勢が良くなります。老人スタイルからの脱却です。

★可能な運動を、可能なタイミングで、可能な限り多く

認知症予防の運動は、歩行だけではありません。前にお話しした簡単スクワットやつま先立ち、さらには、もも上げ足踏みもよいでしょう。

運動とは体を動かすことです。めちゃくちゃ運動でも、体全体を動かせば○

Kです。

「可能な運動を、可能なタイミングで、可能な限り多く」が大原則です。

事実、超百歳の長寿組では、自己流、オレ流の体操をしている人が非常に多いそうです。

あなたも負けずに、自己流でもオレ流でもよいから、体を動かしてください。

いずれにしても、歩行はすべての運動の基本です。運動の基本をアナタ流でも、オレ流でもよいから、お好みに変えて、実行と継続してください。

必ずよい効果が生まれます。

「足の親指の存在を意識して歩く」はパーキンソン氏病にも有効です。当初はかなりのすり足歩行でしたが、二カ月もたたないで、ほぼ正常歩行の戻った例もあります。

★仕上げは笑顔、面白くなくても笑顔

そして仕上げは笑顔です。何事によらず、笑顔を絶やさないことです。前に話した通り、好ましい刺激は脳神経細胞の数を増やします。また副交感神経も優位になって、高血圧にも糖尿病によい結果が生まれます。

運動は辛い、面白くない。これではマイナスの刺激となって、脳神経細胞の数は増えません。そこで笑顔を足します。

確かに運動が嫌いな人には辛いでしょう、面白くないでしょう。とても笑顔なんか浮かばない。

浮かばなくてもよろしい。作り笑いもあるし、偽笑いもありますよ。

作り笑いや偽笑いは本当の笑いではない。それでも好ましい刺激になるのか？　なるのです。

もちろん最初はならないでしょう。顔で笑っても脳は泣いています。しかし続けていると、脳も本当の笑いを始めます。

まず脳は作り笑いや偽笑いの神経回路を作ります。その神経回路を使用していると、脳は作り笑いや偽笑いの「作り」や「偽」の部分に罪悪感を感じ始めます。性善説かな。

こうなると脳は「作り」や「偽」の部分を消そうとします。努力が実って消えてしまう。「習い性となる」ですね。

こうなれば大丈夫。作り笑いも偽笑いも本物になって、運動する度に、面白いとか楽しい、爽快だとかの気分が生まれます。脳が勝手に運動を好きになってくれるのです。

さらに、性善説の助っ人のような現象も現れます。

褒め言葉です。

「あなたって、本当にえらいわね、嫌いな運動を続けるなんて」、「おやじは強いよ。オレなんかとても続かない」、「おじいちゃんはすばらしい。つらい運動も笑顔でこなすからね」と、賛辞が飛び交うようになれば、脳は狂喜乱舞で、大喜びします

笑いが本物になれば、つらい運動もプラス刺激となって、脳神経細胞の数も増える。記憶力も回復するし、認知症も予防します。

運動に限らず、予防法の仕上げは笑顔ですね。

★予防食としては一にも二にもエネルギーの取り入れ食べたいものを、たくさん食べること

食事予防法のプラスアルファは二つです。

第一は偏食。第二は会話です。

主食を減らし副食を増やす食事に付いては、前にお話ししましたね。でも肝

心なことが抜けていました。

我々は食べなくては生きていかれません。食べること、すなわち生きることです。にもかかわらず、「高齢者はロクな仕事をしていない。消費エネルギーも少ない。だから粗食でよいのだ」という、「老人粗食健康法」も現れています。

とんでもない誤りです。

老人であろうと、食べること、すなわち生きることです。健康に生きることは、健康に食べることです。

さらに高齢者は、「老化」という大仕事を背負わされています。同時に、認知症や記憶力低下とも戦う必要です。また、フレイル（老衰）とかサルコペニア（老人性筋肉の衰え）などとも戦います。

いずれにしても、老化との戦いは大仕事なのです。

そして忘れてはならないのが、エネルギーの問題です。戦いには膨大なエネルギーが必要です。

老化も記憶力低下も大敵中の大敵です。こんな大敵を前にして、エネルギー極貧の粗食で戦うとは、幼稚園生とプロレスラーとの戦いになり、戦う前から敗戦は明らかです。老化は大敵です。粗食で勝てる相手でありません。

認知症予防食としては、一にも二にも、エネルギーの取り入れです。そのためにも、「食欲不振」は最悪の状態です。

ところが高齢者には、予期せぬ低栄養状態がしばしば起こります。理由もなしに突然食欲が低下する。空腹感もない。食べようとの意欲もない。もちろん頑張れない。

これらの三つの「ない」が現れれば、老人性低栄養は目の前です。低栄養になれば、食欲も気力も失せて、認知症のなすがままの状態になります。

高齢者の低栄養をよく見ると、不思議なことに、「食べる習慣」を忘れたようにも見えます。「食べる習慣」を忘れては、食欲も出ません。

こうした極貧状態を救うものは、食べたいものだけを、たくさん食べることです。栄養のバランスも考えない。偏食大歓迎で、好きな食品を食べます。そうしているうちに、「食べる習慣」を思い出して、正常の食事に戻れます。

認知症予防も名前忘れ予防も戦いです。戦いには勝利しなくてはならない。その勝利をもたらすものこそ、「食べる」によるエネルギーです。

もっと分かりやすく言えば、「高齢者には山海に珍味」でしょう。ご馳走をたくさん食べて、認知症も名前忘れも討ち滅ぼしましょう。

★大切なのは楽しい食卓の会話

認知症予防や名前忘れ予防の食事療法には、もう一つ大切なものがあります。食事時の会話です。

孤食の危険性は、これまでにも多くの報告がなされています。

「ウチは安心。みんなで食事するからね」も安心できませんよ。

大切なことは、食事時の会話の内容です。楽しい食卓の話題です。みんなで食事でも、会話なしでは、孤食と同じです。

ご存知の通り、我々には自律神経があります。自律神経は交感神経と副交感神経に分かれます。

交感神経は緊張の神経で、戦う神経です。だから、消化吸収にはあまり関与しません。

副交感神経は休息の神経です。休息とは元気回復のタイミングです。元気回復にはエネルギーの補充が必要になります。というわけで、副交感神経は消化吸収の神経でもあります。

そして楽しい食卓の会話は、副交感神経を優位にします。

重ねて話しますが、認知症や名前忘れとの戦いには、大量のエネルギーが必要です。そのエネルギーは、もちろん食事から取り入れます。

ということは、消化吸収が疎かになれば、認知症や名前忘れに負けるのです。負けてはならないこの一戦、負ければ地獄が待っている。負けないためにも、食事の消化吸収が重要なカギとなります。

食事の消化吸収を向上させるのは何か。咀嚼もあるでしょうが、食卓の楽しい会話が大切です。

食事の栄養バランスも重要ですが、消化吸収されなければ、せっかくの栄養バランスも効果ゼロになります。

食卓の楽しい会話で副交感神経は大興奮します。同時に消化吸収も向上するから、食材の栄養も余すところなく吸収されます。

こうして、認知症や名前忘れと戦う準備も整います。

家庭事情で孤食になる場合は、お友達との会食もよいでしょう。それでなければ、テレビやラジオを聞きながらの食事も一案です。

ニコニコ食事があれば、一家団欒、ボケ退治もＯＫになります。

★食べ方の順番を変えて糖尿病を防ぐ

認知症や名前忘れに絡む二大基礎疾患は、高血圧と糖尿病です。最近の研究で、特に糖尿病が極悪であることが分かりました。

糖尿病は、糖をエネルギーに変えるインスリンと深い関係を持ちます。そのインスリンが認知症の原因であるアミロイドβと、深くつながっているのです。穀類、パン類、麺類など糖化しやすい食べ物をたくさん取り入れると、血液中の糖分が増えます。つまり血糖値が高くなります。

血液中の糖分はエネルギーです。体力向上のためには一刻も早く糖質をエネルギーに変えなくてはならない。膵臓は大急ぎでインスリンを分泌します。かくして糖質はエネルギーとなり、体力が向上すれば、一件落着でめでたしめでたし。

ところが、ここに血糖値スパイクという現象が現れます。血糖値スパイクとは、食後高血糖のことです。

食後に血糖値の数値が超高くなることがあります。もちろん、膵臓はインスリンを分泌して、糖質をエネルギーに変えようとします。

しかし日に三度の毎回の食後に高血糖値になると、さすがの膵臓もインスリンの過剰分泌を起こします。つまりインスリンの残りが生じるわけです。

この「残りのインスリン」がくせ者なのです。あろうことか、認知症の原因であるアミロイドβを増やしてしまうのです。

つまり、食事ごとにアミロイドβが増えるのです。これでは、いくら予防法を続けても追い付きませんね。これが、いわゆる糖尿病性認知症です。

言うまでなく、アミロイドβの溜まり箇所が悪ければ、簡単に名前忘れも生じるでしょう。

ここまで分かれば、血糖値スパイク退治、いや、さらに進んで糖尿病退治です。

糖尿病退治は、食事療法と運動療法が基本になります。

食事療法に関しては、糖尿病患者さんのどなたも苦労しているはずです。その苦労を少しでも和らげるために、こんな工夫はいかがでしょう。

ＮＨＫでも放映された、「こんな方法もあったのか」です。

重要点は、食べる順番です。関西電力医学研究所の研究グループは、食べる順番を変えることで、血糖値スパイクを防ぎ、血糖値をコントロールしようとの研究をしました。

私もこれまでに肥満防止のために、食べる順を重視してきました。最初にサラダのような野菜を食べてから、主食に取りかかるというものです。

「こんな工夫」はもう一歩進みます。

野菜類から食べ始めて、肉・魚に移り、最後にご飯・パン・麺などの主食を食べます。分かりやすくは、野菜↓肉・魚↓ご飯・パン・麺の順です。

★食後の血糖上昇を抑制するホルモン・インクレチン

高血圧には隠れ高血圧があります。同じように、糖尿病にも隠れ糖尿病があります。

空腹時の血糖値は正常でも、食後の血糖値がググっと急上昇する。その様子が「とげ」のように見えるので、「血糖値スパイク」と呼ばれています。

不思議なことに、食べる順番を変えるだけで、血糖値スパイクがおさまるのです。糖尿病に悩む人にとっては大朗報でしょう。

なぜ、食べる順番を変えると、食後高血糖値が治まるのか。

米飯の前に野菜を食べると、野菜に含まれる食物繊維が、小腸からの糖や脂質の吸収を抑制し、食後の血糖上昇を抑えます。

最初に野菜を食べて、その後に魚料理や肉料理をとり、最後に米飯や果物を食べる。この順番で食べると、糖質吸収を抑制するだけでなく、脂質の吸収も抑えます。ですから、糖尿病予防にも肥満防止にも役立ちます。

食べる順番のメカニズムには、インクレチンという物質が絡みます。

インクレチンとは、食事をして糖などが吸収されると、小腸から出てくるホルモンです。

血糖を上げるホルモンに、グルカゴンという物質があります。嬉しいことに、インクレチンは、グルカゴンの分泌を抑えたり、胃の動きをゆるやかにしてくれます。そして、食後の血糖上昇を抑制します。

お米やパン、麺のような糖質に変りやすい食材を食べる前に、お肉やお魚のようなタンパク質や脂質を食べる。すると、インクレチンの分泌が促進されます。

「肉は不消化だ。オレの胃には合わない」と言われる人にも、インクレチンが消化のお手伝いをしてくれます。

重要なことは、インクレチンが分泌されると、食後の血糖上昇を抑制するという点です。

野菜→肉・魚→穀類・パン類・麺類という食べる順番を守るだけで、血糖値のコントロールも可能になる。ホントかなと疑いたくなる、夢のようなお話です。

★血糖値を上がりにくくする食後の運動

糖尿病退治の「こんな工夫」はまだ続きます。

ＮＨＫの『ためしてガッテン』は非常に面白いし有効です。我々医師がみても「なるほどね」と感心することも度々です。

なかでも面白かったのは、食後運動と血糖値の関係です。

食事をすると、血液は消化吸収のために消化器に集まります。では、食事をしても血液が消化器に集まらなければ、どうなるでしょうか。

消化器の周りは血液ゼロにはなりません。でも、血液が減れば、それだけ消化吸収の力の落ちることはあり得るでしょう。

つまり食事の直後に運動をすると、血液が運動器のほうに集まり、消化器に集まるはずの血液が減ります。

すると、消化吸収力が落ちて血糖値が上がりにくいということになります。

これまでの健康法は「親が死んでも食休み」でした。ところが、その健康法は糖尿病には通じない。通じなければ方向転換。「親が死んでも食事直後の運動」です。

糖尿病には、「血糖値スパイク」という現象があります。食事後一、二時間で血糖値が急上昇する。その後は正常値に戻りますから、血液検査をしてもセーフ。

通常、糖尿病血液検査は空腹時測定になりますから、なおさらセーフになります。セーフだから安心、と行かないのが、食事後一、二時間で血糖値急上昇の血糖値スパイクです。

まさに「隠れ糖尿病」ですね。

最近の糖尿病検査では、こうした隠れ糖尿病を見つけるため、食後血糖値も重要視されています。

血液検査の詳細は医師に任せるとして、あなたは食事直後の運動です。一五分程度の散歩でもよいし、おうちの階段登りでもＯＫです。

食休みなしで、食後すぐにオレ流のメチャクチャ運動でもかまいません。お昼に外食をするサラリーマンの皆さんは、食後の帰り道は早足歩行にしましょう。

方法はともかく、血液を消化器から遠ざけて、運動器に集めるのです。

血液というエネルギーが不足ならば、消化器も充分に働けない。その結果、血糖値が下がります。

★炭水化物ダイエット＋食べる順番療法の効果

それにしても、糖尿病は厄介な病気です。手術でも血糖値が高いと、手を尽くして血糖値の下がるまで待たねばなりません。待っている間にも折角のチャンスを逃すかもしれない。

こんな心配を消すためにも、日ごろの血糖値管理は重要になります。

糖尿病治療の基本は食事と運動です。運動は本人の心構えで決まりますが、食事療法には空腹がつきまといます。

この空腹がたまらなく苦痛なのです。ほとんどの糖尿病患者さんは空腹に負けてしまう。そして糖尿病は治らないと諦める。

こうした空腹との戦いに打ち勝ち、糖尿病退治ができるのが、食べる順番を変えることと、炭水化物ダイエットです。

従来の糖尿病の食事療法は主として、カロリー制限療法でした。確かに効果はあります。でも空腹感が強い。空腹感に負けて、食事療法を諦める人が非常に多いのです。

炭水化物ダイエットは違います。糖質に変化しやすい食材だけを制限します。脂質やタンパク質はＯＫです。これで、空腹感はかなり救われます。

もう一歩進めたのが、炭水化物ダイエット＋食べる順番療法です。

炭水化物ダイエットと食べる順番を組み合わせるのです。食べる順番を変えて、糖質の吸収を制限しようという狙いです。

基本は、糖質に変わりやすい食べ物を制限して、野菜類、脂質やタンパク質をいつも通りに食べる。空腹を感じさせないように、「上手に食べる」ですね。

上手に食べれば空腹も少ない、空腹が少なければダイエットもラクになる。ラクになれば、実行と継続が生まれます。そして糖尿病もかすんできます。もちろん認知症も遠くなるでしょう。

糖尿病治療では、カロリー制限法で行くか、炭水化物療法で行くか、迷うところです。こうした場合は、まずホームドクターと相談しましょう。ホームドクターがよいアドバイスをくれるはずです。

★朝食はしっかりと取り、食事は抜かない

朝食は必ず、しっかりと取りましょう、とは四章でも述べました。

「朝はどうにも食欲がわかない」とか、「朝食を取るより、それだけ長く寝ていた方が、エネルギー的にもよいはずだ」などは暴論です。

多くの実験でも、こんなことが証明されています。

一日三食を規則正しく食べている人たちでは、血糖値スパイクが生じにくい。

朝食を抜くと、昼食の後に血糖値スパイクが必発的に、しかも大きく発生する。

朝食も昼食も抜くと、夕食の後にはさらに大きな血糖値スパイクが生じます。

つまり一食抜くと、その次の食事後には、より強い血糖値スパイクが生じる、というのです。

ここまで分かれば、朝食も昼食も夕食も、重要です。どの食事でも抜けば次の食事後には、猛烈な血糖値スパイクが現れるからです。

忙しいあなたは、多忙を理由に、朝食や昼食を抜くこともあるでしょう。理由のいかんに関わらず。一食抜けば、猛烈な血糖値スパイクが現れ、糖尿病は悪化していきます。そして名前忘れも認知症の可能性も高くなるのです。

★おかずを増やしてご飯、パン、麺類を減らす

アルツハイマー型認知症や名前忘れの予防には、食事以外にも、運動、睡眠、嗜好なども関係することが、学術誌等の論文に紹介されています。

食事に関しては、ビタミンEの多い食物はアルツハイマー型認知症の発症を

抑制するとの結果が報告されています。

その他にも、ビタミンB群、ビタミンC、βカロチン、カルシウム、亜鉛、鉄などのミネラルなどの摂取も重要です。

逆に総脂肪、飽和脂肪酸、コレステロールなどの脂質の摂取量が多いと、認知症予防も名前忘れ予防も遠のきます。

実際の食事では、毎食にビタミン類、ミネラル類、さらには総脂肪、飽和脂肪酸、コレステロールなどの脂質の摂取量の管理なんて、栄養士さんを常設しない限り無理でしょう。

無理が通れば道理がひっこみます。かくして食事療法もオジャン。

もっと簡単に考えましょう。おかず（副食）を増やして、ご飯、パン、麺類、おもちなどの主食を減らす。これなら、栄養士さんがお休みでもよいでしょう。

話を戻しましょう。食事を抜けば空腹になります。空腹ではチエも湧きませんね。チエが湧かないとは、脳が働いていない証拠です。

「使わないレールは錆びる」と言いますが、脳も同じです。使わないとアミロイドβという、アルツハイマー病のサビが生まれます。おまけに糖尿病も悪化します。つまり、よいことが一つもない。

生きる基本は食べることです。健康に生きる基本は、規則正しく三度食事を食べることです。

★高血圧と診断されたら早々に減塩を始めるべき

我々の血液循環は閉鎖回路です。分かりやすく言えば、一個のポンプに円状のパイプをつないだようなもので、パイプの中には血液が満たされています。この閉鎖回路の中の血液が増えれば、血圧は上昇します。高血圧には減塩といわれる理由はこれです。

血液中の塩分が多くなれば、水分を血管内に取り込んで、濃くなった塩分を薄めます。

目的はどうあれ、閉鎖循環内の液体が多くなれば、内圧は高まります。この「内圧が高まる」が血圧上昇になるのです。

高血圧と減塩の関係が分かったところで、次に移りましょう。

血圧上昇には、閉鎖回路の内圧上昇以外にも、血管の抵抗性も問題になります。

若くしなやかな血管ならば、心臓ポンプの圧力が少々高まっても、その圧力も吸収してくれます。

ところが、「人間は血管とともに老いる」の言葉通り、動脈硬化が襲いかかり、血管は固く細くなります。

心臓ポンプも、これまでの圧力では、体の各部に栄養を届け、老廃物を持ち帰るという、重要な働きも不可能になります。

そこで心臓ポンプの圧力を高めて、血液を送り出すことになる。この圧力上昇も高血圧なのです。

高血圧の原因が分かったところで対策です。ファーストチョイスは、なんといっても減塩です。塩分に反応する高血圧は$\frac{3}{4}$、反応なしが$\frac{1}{4}$といわれますが、あなたが塩分に無反応の$\frac{1}{4}$のグループか否かは、減塩を始めて分かるのです。

減塩組か、非減塩組か、分からなければ、まずは減塩を始めましょう。「君子危うきに近寄らず」です。高血圧と診断されたら、早々に減塩を始めるべきです。

★超ゆっくりの深呼吸で血圧は降下する

高血圧は血管の抵抗でも発生する。ということは、固く細くなった血管をすんなりと押し広げられれば、高血圧は起こらない。でも、その作業は難しい。

難しいと諦めず、自律神経に眼をつけます。

自律神経は、交感神経と副交感神経に分かれます。交感神経は緊張の神経であり、血管を細くする作用を持ちます。

副交感神経は逆で、休息の神経であり血管を緩めて太くする作用があります。

ここでは、副交感神経の血管を緩めて太くする作用を利用します。

方法は深呼吸です。呼吸法といっても、ヨガや座禅のような難しいものでありません。超ゆっくりの深呼吸でよいのです。

原則的には、「吐く」を「吸う」の二、三倍の時間をかけての、ゆっくり呼吸です。

まず、ゆっくりと息を吐き出します。はじめはゆっくり深呼吸の要領を覚えるだけですから、苦労も工夫も不要です。ただ、ゆっくり吐いて吸うだけ。吸ってから吐いても結構です。

要領の分かったところで、高血圧退治の深呼吸法です。

まず、ゆっくりと息を吐きます。全部吐き出してから、もう少し息を吐きましょう。すると肺の中の空気が大分減りますから、ちょっと息苦しくなります。この息苦しさが非常に重要なのです。

脳は親切です。ちょっと息苦しくなると、苦痛緩和のために、セロトニンというハッピーホルモンを分泌してくれます。ハッピーホルモンは緊張のホルモンでありません。休息の副交感神経を刺激します。

ハッピーホルモンの応援を得た副交感神経は、休息いっぱいで血管を拡張させます。血管が拡張すれば、血管の抵抗は下がり、同時に血圧も下がります。息苦しさのない、超ゆっくりの深呼吸でも、血圧は降下します。でも、ハッピーホルモンの応援があったほうが、より大きな効果のあることは言うまでもありません。

各回三、四回、一日数回の深呼吸だけで、高血圧退治に成功した例は少なくありません。また、お薬を服用しながらの深呼吸もより効果的です。

高血圧は交感神経支配の現象です。ならば交感神経興奮の出現を減らせれば、それだけ血圧は安定するでしょう。

ところが一日の中では、想像以上に交感神経興奮が起こります。人や自動車にぶつからないように歩けるのも、交感神経興奮のお陰です。上司に呼ばれれば、それだけで交感神経は興奮します。

交感神経興奮の多い理由は、交感神経のもともとが元気ホルモンだからです。元気はやる気を呼び寄せる。その結果、あなたは仕事上手になる。

過剰の興奮は困りますが、適度の興奮はウエルカム。つまり、交感神経は毎日の生活戦争になくてはならない活力物質なのです。

ちょっと考えると、よいことずくめのようですが、交感神経が過剰に興奮すれば、たちまち血圧上昇することをお忘れなく。

★ニコニコ生活で血圧は下がる

交感神経が過剰興奮を起こしやすい条件は、怒りん坊です。怒りの感情の原点は交感神経の興奮です。だからといって、全面否定することもありません。怒り感情の奥には、やる気があるからです。怒り感情が完全にゼロになれば、やる気を失い、極端な意欲の低下が現れます。

しかし怒りん坊の度が過ぎると、たちまち交感神経が過剰に興奮し、血圧はうなぎ登り。

また怒りがあるから喜びがある。これも感情の微妙な働きです。

プラスもあればマイナスもある。交感神経が過剰に興奮すると、血管は超細くなり、血管の抵抗性が増します。抵抗性が増せば、心臓ポンプはより強い圧力で、血液を押し出します。こうして怒り高血圧が生まれます。

そこで、気分を一新してニコニコ感情を取り戻すと、副交感神経が働きだします。血管は拡張傾向になり、抵抗性は下がり、心臓ポンプも低圧力で血液を送り出せます。そして血圧は下がります。

つまり、ニコニコ生活では血圧が下がるのです。ニコニコ生活はやがてハッピー生活になります。すると血圧はさらに下がります。

★「冬暖かく、夏涼しく」が健康の極意

朝の洗顔も要注意です。寝ぼけた脳を目覚めさせる妙薬は、朝の洗顔でしょう。冷たい水で顔を洗うと、パッチリ目が覚めて、脳も活動を開始します。

しかし、反面的に考えると、冷水での洗顔は交感神経を大きく刺激します。たちまち血圧は急上昇して、早朝血圧上昇が始まります。

特に高血圧気味の人は、ぬるま湯での洗顔がお勧めです。

血圧は気候にも大きく左右されます。特に寒さは血圧を押し上げます。気温が低いと、体内の暖かさを逃がさないように、血管は超細くなります。血管が細くなれば、体熱を逃さない。代わりに、血管の抵抗性は増します。その結果、高血圧になります。

昔から健康の極意は、「冬暖かく、夏涼しく」と言われています。昔は血圧測定なんてありません。でも脳卒中はありました。脳卒中を防ぐためにも、「冬暖かく、夏涼しく」が健康の極意になったのでしょう。

健康や寿命には、生活環境が大きく影響します。江戸時代から近代、近代から現代と、寿命は伸びました。伸びた大きな理由の一つは「冬暖かく」です。

「冬暖かく」のついでに、冬の襟巻きを考えてみましょう。首回りを暖めることで、血圧は大きく変わります。寒い冬の日、襟巻きをすると、体温を逃がさ

ないので、身体全体が暖かくなります、

また頸動脈の問題もあります。襟巻きなしでは、脳へ大量の血液を送り込む頸部動脈も硬く細くなって、脳へのエネルギーも不足気味になります。

頸部動脈が寒さで硬くなると、脳内血圧が上昇します。その結果、脳梗塞、脳出血などの脳卒中の危険性が増えます。

冬の襟巻をお忘れなく。

冬の手袋にも血圧降下作用が認められています。昔は火鉢ひとつで冬の寒さをしのぎました。

手を暖めれば、時間はかかるが、副交感神経が興奮して、やがては身体も暖かくなる。そして血圧は下がります。

現代では手袋が火鉢の代用のような働きをします

「冬暖かく、夏涼しく」のいずれも交感神経の過剰興奮を防ぐものです。寒さが増せば、前出のように血管の抵抗性が増して血圧は上昇します。

★水分の補給が動脈硬化対策の一番手

また高血圧には、動脈硬化が付きもののように現れます。高血圧退治には動脈硬化対策も重要です。

動脈硬化対策の一番手は、水分の補給です。ドロドロした血液も水で溶かせば、サラサラに変わりやすくなる。血管の中を流れる血液がサラサラになれば、加齢の動脈硬化で血管が硬く細くなっていても、無事に通過できます。冬でも水分補給は重要です。

脱水による血液ドロドロは冬季にも起こります。いや、水分補給の少ない冬季のほうが起きやすいともいえます。

冬でも、水分補給は忘れてなりません。

夏の酷暑にも交感神経の過剰興奮があります。かつては「酷暑性高血圧」という言葉さえ生まれました。

一般に冬は血圧が高くなりやすく、夏は下がりやすいと言いますが、過剰な暑さ寒さは警戒すべきです。「酷暑」を外敵ストレスと認めて、交感神経が異常興奮を起こすのです。

「冬暖かく、夏涼しく」とは、「心地よい生活」を意味します。健康や寿命は生活環境で大きく変わります。やはり、心地よい生活環境が、健康長寿の基本になります。

こうして高血圧や糖尿病のような、認知症の基礎疾患をコントロールすることは、直接・間接を問わずに、認知症予防に非常に有効です。もちろん名前忘れも消えてなくなります。

9

記憶力低下、名前忘れに有効な
オキシトシン療法

★身体活動の活発な人は認知症になりにくい

認知症予防や名前忘れ予防には、多くの興味深い報告があります。

福岡県久山町で行われた七年間の健康調査では、身体活動の活発な人は認知症に比較的なりにくいと認められました。

さらに米国の研究では、「雑誌を読む」「ゲームをする」「博物館へ行く」などの知的生活習慣のある人は、比較的認知症を発症しにくいことも報告されています。

日本の研究からでも、記憶力や注意力向上による認知症予防法も発表されています。

例えば「旅行の計画を立てる」とか、「料理のレシピを考える」、「コンピューターを習う」などです。

さらに一歩進んで、「旅行の計画を立てる」を「旅行の計画を立てよう」に昇格します。「計画を立てよう」の「よう」は意欲の象徴です。

それでも計画は計画であって、実行でありません。計画を立てても、実際の旅行はないのです。

なければ画に描いたお餅になって、意欲向上も大きくは望めません。といって実際の旅行は、費用や時間などの問題もあります。実行は無理かもしれない。計画倒れでは意欲の向上もなくなります。これは困った。

そこで、「旅行の計画を立てよう」に、さらなる臨場感を持たせます。目的地までの列車の時刻表、珍しい名産品やお土産品とか、綺麗な景色などを探すのです。歴史上の物語も有効です。

あれこれ探している間に、臨場感が増してくる。こうしたプラスαが加わると、実際の旅行感覚が強くなり、意欲の向上にもつながります。

さらに時刻表、名産品やお土産品、綺麗な景色、歴史上の物語などは空想の世界です。空想が増せば、思考の幅がひろがる。楽しい空想であれば、思考の幅はより広がり、脳神経細胞も増加して、意欲も向上する。

意欲向上訓練による認知症予防は大成功。もちろん名前忘れの予防にもなります。

その他に睡眠有効説、短時間昼寝説も考えられています。

また、朝起床後に二時間以内に、太陽の光を三〇分以上浴びることを提唱している研究もあります。

喫煙問題は難しい。賛否両論が激しいからです。

一方では「喫煙はもっとも手軽なストレス解消法」といえば、他方では高血圧、脳卒中、心臓病、発がんなどの煙害を唱える。

冷静に考えると、有効有害の指針は、有害のほうに向かうようです。愛煙者には残念ですが、禁煙に越したことはないようです。

禁煙が無理だったら、せめて節煙を心がけましょう。

★誰でもできる小さな親孝行は効果絶大

具体的予防法の仕上げは親孝行です。

老いた親の脳は衰えています。衰えた脳を奮い立たせるものこそ、親孝行です。「親孝行と言われても、方法が分からない」。

そうでしょう、小学校でも中学校でも、高等学校、大学のいずれの学校でも、親孝行を教えないからです。

ある人は「親孝行なんて、儒教の教えだから古くさい」と言います。ある人は、「親と子供の人格は別。だから親孝行の必要なし」とも言います。

ありもしない「自由と平等」に惑わされて、人間としての「老いた者をいたわる」という基本理念を忘れたのでしょうか。

親孝行理論は脇に置くとして、親孝行の実際を勉強しましょう。

「大きな親孝行」は無理だとしても、「小さな親孝行」ならば、誰でも実行可能です。

「小さな親孝行」は効果絶大で費用はゼロです。方法は、一〇分間くらい、両手で親の背中を優しくなでるだけ。指圧、マッサージ、あんまのテクニックは必要なし。ただただ、優しくなでるだけです。

この方法はオキシトシン療法といって、ＮＨＫテレビでも紹介され、記憶力低下や名前忘れ、認知症の予防に有効と認められ、注目されています。

背中をなでてもらうと、非常に気持ちが良い。体験者によると、愛する息子や娘に背中をなでてもらと、「天にも昇る心地よさ」だそうです。

★幸せホルモンを生み出す背中を優しくなでる方法

背中なでの気持ちよさは、予想以上の好結果をもたらします。脳内からオキシトシンという物質の分泌を促すのです。

オキシトシンは脳内ホルモンの一種で、生まれ故郷は脳内の奥深くにある視床下部あたり。そして別名は、「幸せホルモン」、「愛情ホルモン」。「信頼ホルモン」。

この「幸せ」、「愛情」、「信頼」に目をつけた多数の大学では、自閉症解決に大きな効果を生み出しています。

もともとオキシトシンは子宮収縮薬や陣痛促進剤として使われていたのですが、その後の研究でいろいろなことが判明しました。

まず、闘争欲を減少させる。ということは、怒りん坊や無用の反抗、さらにはイライラの解消をもたらします。

★「誰にでも愛される人」になれば認知症は遠ざかる

「ボケるとは怒ることなり」といわれますが、認知症には怒りん坊症状が多発します。「最近、人が変わったように、すぐ怒り出す」の一言で、認知症の診断も可能になるくらいです。

また、前出のように、怒りん坊は高血圧や糖尿病も生み出します。人間関係も崩壊します。怒っていいことは一つもない。

そうした怒りん坊症状を見抜いたように、オキシトシン作用には、遁走欲や恐怖心の減少の作用もあります。すると、逃げる必要も恐れおののく必要もなくなる。落ち着いて一つ事に集中可能になる。

集中可能になれば、記憶力も増して、物忘れも減少する。認知症にも明るい希望が生まれてきます。

怒りやすさや反抗、イライラが解消されれば、人当たりがよくなります。良好な対人関係が築かれ、介護の手間も省ける。こうして、「愛されるジイ様、バア様」の誕生になります。

「誰にでも愛される人」が誕生すると、人が集まり、楽しい会話も増えます。認知症はさらに遠ざかります。

★これであなたの明日も安心

「背中をなでる」の正体は、イヌ、ネコ、猿など動物が行っている「グルーミング（毛繕い）行動」の仲間です。

脳が高度に発達した人類でも、直接的な接触のスキンシップがあります。母親が赤ちゃんを抱っこする、恋人同士が手をつなぐなども同類です。

こんな間接的な接触もあります。おしゃべり、家族団らん、井戸端会議、居酒屋、赤提灯などでのダベリングでも、オキシトシン分泌が増加されるともいいます。

最近は、どうもオキシトシン分泌減少の時代らしい。その影響か、家族の絆がたいへん薄くなり、あってはならない親子の間の争いも多発しています。やはり、親孝行は過去の言葉になったのでしょうか。

でも、親孝行を忘れた罰は当然きます。その実例が「オレオレ詐欺」です。息子にも娘にも相手にされない老人は、電話でも優しく話しかけられると、オキシトシンが大量分泌されて、相手をすぐに信用してしまいます。

その結果、子らに来るべき数百万、数千万円のお金が詐欺犯人の手元に流れていく。そして老いた両親は責められる。

だが、真に責められるべきは、親孝行を忘れた子らです。また、老いた親をいくら責めても、お金は帰ってきません。

背中なでの親孝行があったら、「お父さんもお母さんも元気?」の三〇秒電話があったら、数百万、数千万円のお金は無事に子らの手元に残ったはずです。親孝行を金銭的に考えてみましょう。ボケて施設行きになれば、それなりの費用がかかります。ボケなければ、その費用は不要になる。介護の費用もゼロになる。

お分かりでしょうか、つまり、「親孝行は金儲け」なのです。金儲けと聞けば、よほどの親不孝者でも、親の背中をなでられるでしょう。

脳はまね学習をする器官です。学習しなければ、なにも分からない器官でもあります。あなたが親孝行すれば、子らの脳がそれを学習して、あなたに親孝行をするでしょう。

老いて子らに見捨てられる親ほど哀れなものはありません。明日の哀れなあなたにならないためにも、今日に両親の背中をなでましょう。小さな親孝行の実行です。

これであなたの明日も安心できる。老いた両親は、名前忘れも認知症も予防できる。めでたしめでたしの親孝行物語でした。

長い間、お読みいただいて、有難うございました。

重ねて申しますが、実行と継続をくれぐれもお忘れなく、名前忘れと認知症予防に励んでください。

健康長寿の医者が教える
人の名前が出てこなくなったときに読む本

著　者　　松原英多
発行者　　真船美保子
発行所　　KK ロングセラーズ
東京都新宿区高田馬場 4-4-18　〒 169-0075
電話（03）5937-6803（代）　振替 00120-7-145737
http://www.kklong.co.jp
印刷・製本　中央精版印刷（株）

落丁・乱丁はお取り替えいたします。
※定価と発行日はカバーに表示してあります。
ISBN978-4-8454-5013-8　C2247　　Printed In Japan 2018